U. S. Levin · Nichts für starke Nerven

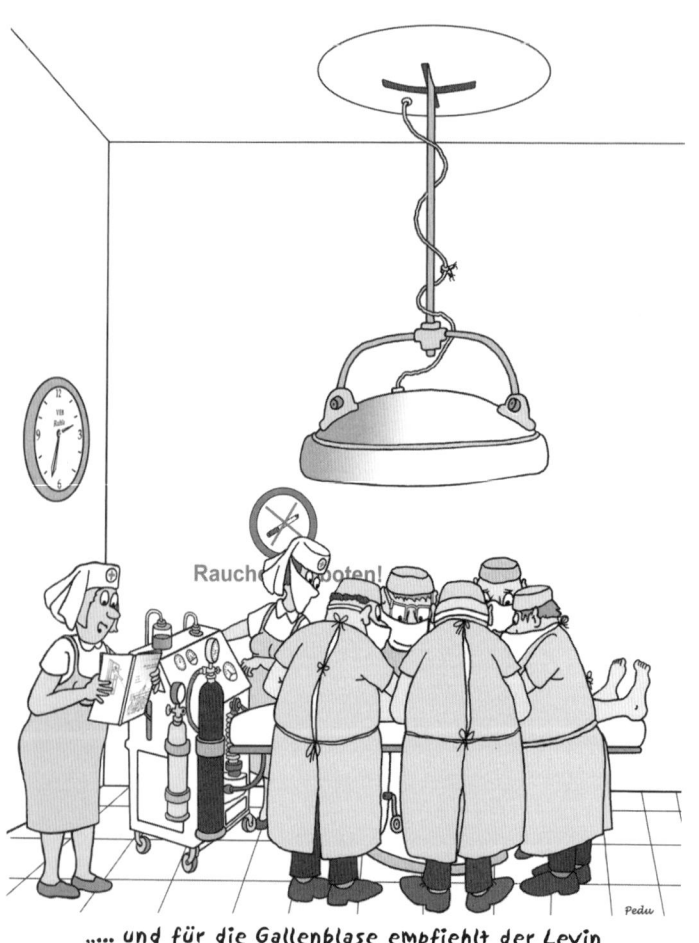

„... und für die Gallenblase empfiehlt der Levin
ein Cuttermesser!"

U. S. Levin

Nichts für starke Nerven

Satiren
zur homöopathischen Anwendung

mit Zeichnungen von
Peter Dunsch

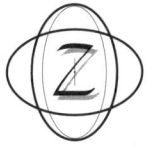

dr. ziethen verlag
Oschersleben

Die Deutsche Bibliothek – CIP-Einheitsaufnahme

U.S.Levin :
Nichts für starke Nerven. Satiren zur
homöopathischen Anwendung / U.S.Levin. –
Oschersleben: Ziethen, 2012
ISBN 978-3-86289-027-9

© dr. ziethen verlag,
39387 Oschersleben, Friedrichstraße 15a
fon (03949) 4396, fax (03949) 500 100
e-Mail info@dr-ziethen-verlag.de
www.dr-ziethen-verlag.de
2012

Satz & Layout: dr. ziethen verlag
Umschlaggestaltung: Peter Dunsch
Alle Zeichnungen wurden auf einem WACOM-Tablett gefertigt.
Druck: Halberstädter Druckhaus GmbH
ISBN 978-3-86289-027-9
Gedruckt auf umweltfreundlich chlorfrei gebleichten Papier

Einleidung

Asien hat schon viel Unheil über die Welt gebracht. Erst kamen die Tataren mit ihrem Chefpathologen Dschingis Khan, die alles brutal niedermachten, was ihnen aus dem Weg ging. Später schickten schlitzäugige Inselbewohner benzinbetriebene Blechkisten, die, einmal in Fahrt gekommen, für nichts und niemanden mehr bremsen wollten. Eine Hunde fressende Nation kontaminierte westliche Spielzimmer mit verseuchtem Kunststoff-Spielzeug. Und ein vergleichsweise kleines fernöstliches Land, der geografische Wurmfortsatz des asiatischen Kontinents, schleuste ein auf Augenarzt programmiertes Findelkind in unser dahinsiechendes Gesundheitswesen. Getarnt als Gesundheitsminister, sollte er das degenerierte Volk nach dem Modell der Mülltrennung selektieren. Aus einem riesigen Schrottberg galt es, das Edelmetall herauszufiltern. Dabei wurde er von seiner FDP tatbzw. täterkräftig unterstützt. FDP steht, dies wissen die wenigsten, für Fortschritt den Privilegierten.

Niemand hat etwas von diesem teuflischen Plan mitbekommen. Lange Zeit glaubte der Durchschnittsbürger, die einzige Bedrohung ginge von den Muslimen aus. Die gelbe Gefahr wurde völlig unterschätzt. In unseren Breiten genießt der Asiat einen tadellosen Ruf. Für die Stäbchenesser würden wir jede Lanze brechen. Dabei lernen alle Knaben bereits im Knabenalter, nicht gegen den Wind zu pinkeln. Außerdem hätte man wissen müssen: Asiaten haben nicht nur Schlitzaugen, sie sind auch Schlitzohren.

Und so brachte uns der vietnamesische Zappelphilipp während seines ministerialen Kurzauftritts die Vierklassenmedizin, in der Kassenleistungen immer weiter heruntergefahren und die Behandlungskosten in das eigene Portemonnaie verlagert werden. Für Bargeld öffnen Fachärzte Türen, Hände und die Herzen ihrer finanzkräftigen Kundschaft. Die gehobene und in unserem Gesundheitssystem gut aufgehobene Klientel, die an erster Stelle der medizinischen Nahrungskette steht, bekommt alles, was sie gar nicht braucht. Seit ein paar Gesundheitsreformen hängen bei Augenärzten, Urologen, Internisten, Kardiologen und anderen Fachärzten Schautafeln oder liegen dicke Infobroschüren aus, in denen die Mediziner vor grässlichen und heimtückischen Krankheiten warnen, wenn man sich nicht rechtzeitig der kostenpflichtigen Vorsorgeuntersuchung unterzieht. Entsprechende Preislisten liegen gleich bei.

In Zukunft wird die Versichertenkarte an Bedeutung verlieren. Gewinnorientierte Kliniken, aber auch Arztpraxen, werden nur noch Kreditkarten akzeptieren. Spätestens hier trennt sich die Spreu vom Weizenbier. Wer kein oder wenig Geld hat, dem bleiben medizinische Leistungen erspart. Dies kann sich mitunter sogar lebensverlängernd auswirken, da überflüssige Eingriffe unterbleiben. Deshalb sollten Privatpatienten auf der Hut sein. Sie sind zwar in jedem Fall die besser behandelten Patienten, werden aber nicht immer besser behandelt.

Abschließend noch ein Wort in eigener Sache, auch auf die Gefahr hin, dass es mein Verleger nicht gern hört. Nach meinen sehr erfolgreichen Büchern „Bis dass der Arzt uns schneidet" und „Eiterherd ist Goldes wert" möchte ich mit diesem dritten Band mein medizynisches Quartett abschließen. Trotzdem verspreche ich meinen Lesern: Ich werde die Entwicklung im Gesundheitswesen wie ein Gerstenkorn behandeln, also im Auge behalten. Inzwischen kann man nämlich unser Gesundheitssystem durchaus mit einem hochwertigen Teppich vergleichen – beide liegen am Boden.

Ich möchte Leser, Verleger, Veranstalter oder Buchhändler bitten, mich nicht weiter mit dem Wunsch zu drängen, ein weiteres Buch über unser Gesundheitswesen zu schreiben. In dieser Frage ist endgültig mein letztes Wort gefallen. Gutes Zureden oder Bestechungsversuche sind zwecklos! Der Frage, ob ich nicht doch noch …, begegne ich mit einem entschiedenen: Vielleicht!

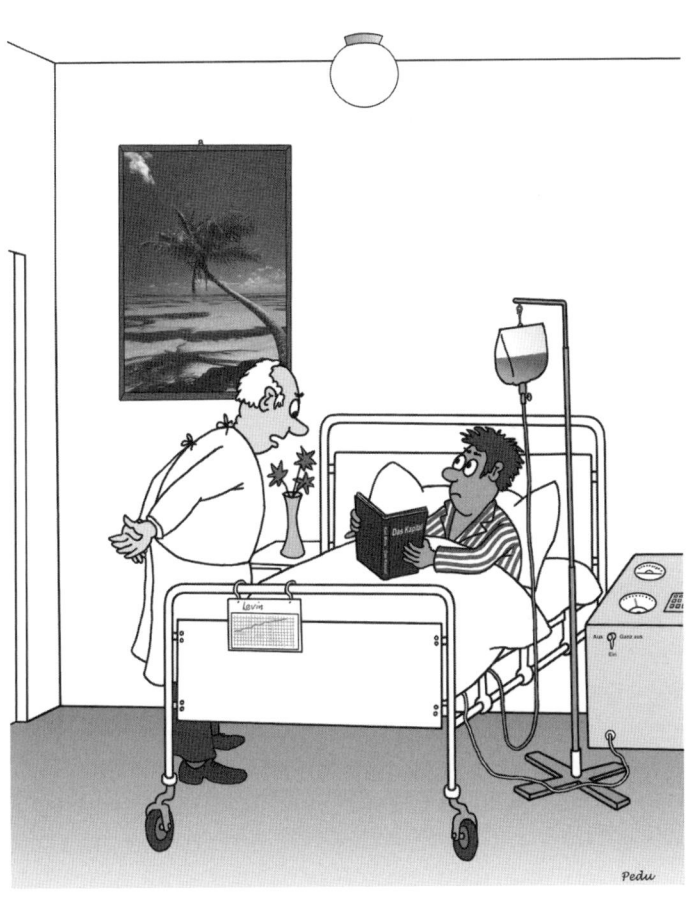

„An Ihrer Stelle hätte ich nicht mehr
zu einer Trilogie gegriffen."

Scherz lass nach!

Künstler, zu denen ich auch die Satireautoren zähle, lieben und vergöttern die Kritiken eigener Werke, so lange sie nur positiv ausfallen. Mit etwas sparsam dosiertem Lob wickelt man diese Psychopathen um den kleinen Finger. Künstler sind wie Eiterpickel, drückt man sie zu heftig, kommen sie aus sich heraus.

Das Lachen war mir im Halse stecken geblieben. Bereits nach meinem aufrüttelnden Bestseller „Bis dass der Arzt uns schneidet" wurde mir jeglicher medizinischer Beistand verweigert. Diese Kriegserklärung zwang mich regelrecht zum nächsten Werk „Eiterherd ist Goldes wert". Aber es machte die Sache nur noch schlimmer.

Weit und breit ließ sich kein Mediziner auftreiben, der bereit gewesen wäre, mich zu behandeln. Selbst Tierärzte zeigten mir die kalte Schulter. Egal, ob pathologisch harmlose Analfisteln, eine schmerzhafte Steißbeinfraktur, lästig juckende Ekzeme oder eine unansehnliche Gangrän am linken Fuß, ich musste meine körperlichen Unzulänglichkeiten im Ausland behandeln lassen. Auf die Dauer ging das mächtig ins Geld, denn ich ließ mich in der Schweiz therapieren, wie alle großen Künstler, wenn auch bloß in der Böhmischen Schweiz.

Die Ärztekammer, das medizinische Politbüro, hatte meinen Steckbrief einschließlich Fahndungsfoto allen Praxen und Kliniken, ja selbst den Gerichtsmedizinern zugefaxt. Weder Ärzte, Schwestern, Pflegepersonal noch Therapeuten würdigten mich eines diagnostischen Blickes. Und das alles nur, weil ich mit ein paar Satiren gegen ärztliche Befindlichkeiten vorgegangen war.

Obwohl Mediziner heilen sollen, wünschten sie mir sämtliche Krankheiten an den Hals, einschließlich Halsschmerzen. In der stickigen Luft lag ein Satz, auf den die Hippokraten nur lauerten: „Der Seziertisch ist gedeckt!"

Zum Glück hatte ich Sympathisanten. Viele leidgeprüfte Kassenpatienten fanden meine Texte amüsant. Nicht wenige wurden sogar im Handumdrehen gesund, weil sie meine Bücher gelesen und darüber hinaus ihre Behandlungen versäumt hatten. Mir kamen Fälle zu Ohren, da bestanden Patienten nach dem Lesen meiner Bücher vehement auf ambulante Versorgung, um nicht den aggressiven Krankenhauskeimen ausgesetzt zu werden. Damit entkamen sie nur knapp dem sicheren Tod. Natürlich herrschen in Kliniken strenge Hygienevorschriften, zumindest auf dem Papier. Ich kannte Patienten, Gott hab sie selig, die überlebten unbeschadet osteuropäische Bahnhofstoiletten, den Killerkeimen eines deutschen Krankenhauses erlagen sie chancenlos.

Erst kürzlich las ich in der Zeitung, dass ein britischer Zahnarzt jahrelang ins Spülbecken seines Behandlungszimmers uriniert und sich mit medizinischen Geräten Fingernägel, Ohren und vermutlich andere Körperöffnungen gereinigt hat. In Fulda wurde der OP-Bereich einer Klinik geschlossen, da Skalpelle, Klemmen und andere chirurgische Instrumente mit Blut und getrocknetem Eiter verunreinigt waren.

Inzwischen erhielt ich täglich Körbe voller Fanpost, auch wenn es sich bloß um Brotkörbchen handelte, aber immerhin. Meine Leser bestärkten mich, standhaft zu bleiben und weiter die ungewaschenen Finger in die Wunden unseres maroden Gesundheitssystems zu bohren. Mein Verleger hörte wohlwollend davon. Immerhin finanzierte er von den gigantischen Verkaufserlösen seine private Krankenversicherung.

Also setzte ich mich an meinen Schreibtisch und spitzte den Bleistift. Ich grübelte eine Weile, aber mir wollte nichts einfallen. Gedankenversunken putzte ich meine um mindestens zwei Dioptrien zu schwache Brille. Dabei dachte ich unweigerlich an meine Augenärztin Frau Dr. Augenthaler. Eine unbändige Wut stieg in mir auf. Nichts, rein gar nichts hatte ich ihr getan. Mit einer bedeutungslosen Episode, kaum zwei Seiten lang, war sie glimpflich davongekommen. Trotzdem hatte sie mir Hausverbot erteilt.

Das Thema war also gefunden. Als nächstes suchte ich nach einem griffigen Titel. Ich fand ihn mit: „Die toten Augen von Leipzig". Ehe ich ans Formulieren ging, notierte ich einige Redewendungen, die ich geschickt in meine Satire einbauen wollte. Ich kritzelte in meinen Ideenblock: „den Durchblick verlieren", „Tomaten auf den Augen", „den Augen nicht trauen", „Holzauge sei wachsam", „blinde Nuss" und „besser ein Hühner-, als ein Glasauge".

Ich rieb mir die Hände. So gut läuft es selten. Jetzt brauchte ich noch einen ordentlichen Anfang. Ich schrieb: „Mein erster Augenarzt war ein leidenschaftlicher Segler. Er liebte das Meer. Mit anderen Worten, er litt unter einer ausgeprägten Seeschwäche. Eines Tages, seine Blicke klebten am Bikini eines gemieteten Callgirls, packte ihn ein Windstoß, und er segelte über die Reling. Auf diese Weise konnte er seiner eigenen Seebestattung beiwohnen.

Sein Nachfolger entpuppte sich als wahrer Drauf- beziehungsweise Blindgänger, denn er wickelte seinen Porsche um eine Deutsche Eiche. Hätte er mal lieber auf den Leitsatz aller Fahrlehrer gehört: 'Augen auf im Straßenverkehr!'

Mit Frau Dr. Augenthaler übernahm eine besonnene Ärztin die Praxis. Sie führte ihre Untersuchungen mit ruhigem Auge. Aber auch sie schloss sich dem Boykott der Ärztekammer an und erwies sich damit als falsche Schlange – sozusagen als Blindschleiche." – Ich las mir die Zeilen noch einmal durch und beschloss, nach einem schweißtreibenden Vormittag den Arbeitstag zu beenden. Das ist eben der Vorteil des Freiberuflers. Er kann sich den Tag nach Herzenslust einteilen. Es steht keiner hinter ihm, der ihn ständig nötigt, antreibt oder schikaniert, außer vielleicht seiner Frau.

Neugierig inspizierte ich den Briefkasten, und eine wahre Flut an Fanbriefen schwappte mir entgegen, unter denen mir sofort ein rosafarbener Umschlag ins Auge stach. Den anderen Brief legte ich zur Seite und las den Absender der geheimnisvollen Postsendung. Für Sekunds verschlug es mir die Muttersprache. Der Brief kam von meiner Augenärztin Frau Dr. Augenthaler. Ich öffnete ihn behutsam. In Zeiten eines weltweit agierenden Terrornetzwerkes muss man vorsichtig sein. Und ich war froh, dass sie mir keine

Briefbombe geschickt hatte. Zitternd klappte ich die Karte auf und las:

„Sehr geehrter Herr Levin,
hiermit erlauben wir uns, Sie und Ihre liebe Gattin am kommenden Samstag zu einer kleinen Barbecueparty in unser bescheidenes Heim einzuladen. Über Ihren Besuch würden wir uns sehr freuen. Bitte bereiten Sie uns und unseren zahlreichen Gästen diese außerordentliche Freude.
Mit herzlichen Grüßen
Herr und Frau Dr. Augenthaler"

Ich war ratlos. Auch meine Frau konnte sich keinen Reim auf diesen plötzlichen Sinneswandel machen.

„Vielleicht eine Falle", vermutete ich.

„Dann hätten sie nur dich eingeladen. Denkst du, die planen einen Doppelmord?"

„Da ist was dran", pflichtete ich ihr bei. „Trotzdem, wir werden nicht hingehen."

„Uwe, das geht nicht. Frau Dr. Augenthaler ist schließlich auch meine Augenärztin."

Wütend zerriss ich die Einladung und stellte unmissverständlich klar: „Wir bleiben zu Hause!"

Die Augenthalers hatten mit Dr. Blinzel, einem in der Augenheilkunde führenden Laserexperten, und Prof. Dr. Klupsch, Ärztlicher Direktor der Leipziger Augenklinik, zwei hochrangige Mediziner geladen. Aber auch meine Hausärztin Frau Dr. Hupffeld, mein HNO-Arzt Dr. Flüsterer, mein Orthopäde Dr. Ungelenk sowie mein Zahnarzt Dr. Steinbeißer befanden sich unter den Gästen. Etwas später entdeckte ich sogar meinen Psychiater Prof. Dr. Unglaube.

In dieser erlauchten Gesellschaft fühlte ich mich als kleiner Wortakrobat völlig fehlplatziert. Frau Dr. Augenthaler, die meine Unsicherheit zu spüren schien, führte mich lächelnd an der Hand in die Partylounge und stellte mich ihren Gästen vor.

„Hier ist er", verkündete sie, und augenblicklich verstummten die angeregten Gespräche. Die Gäste stellten ihre Sektgläser ab und stürzten sich auf mich. Für eine Zehntelsekunde fürchtete ich, Opfer einer ungezügelten Lynchjustiz zu werden. Die wollen dir ans Leder, ging es mir durch den Kopf. Gott sei Dank hatte ich meine Brieftasche vergessen.

„Ich habe schon viel von Ihnen gehört", lobte Prof. Dr. Klupsch. „Ihre Bücher gehören in jede Patientenbibliothek."

„Dann darf ich wohl annehmen", erwiderte ich, „dass sich meine Bücher im Bestand der Augenklinik befinden?"

„Leider nein", antwortete der Professor verlegen, „oder gibt es Ihre Werke inzwischen in Blindenschrift?"

„Auch ich habe Ihre Bücher verschlungen", strahlte Dr. Blinzel. „Köstlich, köstlich ..." hauchte meine Hausärztin, hakte sich bei mir unter und zog mich in eine stille Ecke. „Herr Levin", sagte sie mit strenger Stimme, „ich habe Sie seit mindestens einem halben Jahr nicht mehr in meiner Sprechstunde gesehen. Wenn es eine andere gibt, dann sagen Sie es!"

„Aber, Frau Doktor! Schwester Ingeborg hat mich partout nicht vorgelassen."

„Schwester Ingeborg wird sich bei Ihnen entschuldigen. Darf ich also wieder mit Ihnen rechnen?"

„Sind Sie mir denn gar nicht mehr böse?"

„Böse!? – Dankbar bin ich Ihnen."

„Bei mir das Gleiche", sagte Dr. Steinbeißer. „Schwester Gisela hat Sie einfach weggeschickt. Ich hatte keine Ahnung."

„Sie behauptete aber, Sie wären unheimlich sauer gewesen, wegen der drei Zahnarztgeschichten."

„Herr Levin, glauben Sie allen Ernstes, dass mich auch nur eine Ihrer vergnüglichen Satiren aus den Schuhen gehauen hätte? Im Gegenteil, ich habe sie mit größtem Vergnügen gelesen."

„Dr. Steinbeißer, Sie glauben gar nicht, wie erleichtert ich bin, diese Worte aus Ihrem Munde zu hören."

„Apropos Mund. Ich würde mir gern mal Ihr Gebiss ansehen."

Warum sollte ich meinem langjährigen Zahnarzt diesen Wunsch abschlagen? Im Grunde genommen mochte ich ihn. Auf seinem Gebiet war er ein begnadeter Handwerker. Scherzeshalber verglich ich ihn mit einem texanischen Revolverhelden – er zieht unheimlich schnell. Unter einer Stehlampe inspizierte er meine letzten Zähne.

„Nun ja", murmelte er, „da gibt es viel zu tun. Ich schicke Ihnen einen Kostenvoranschlag, und Sie machen mit Schwester Gisela einen Termin für die erste Sitzung."

Plötzlich stand Dr. Flüsterer, mein HNO-Arzt, neben mir. „Dürfte ich Sie mal kurz sprechen?"

„Selbstverständlich."

„Unter vier Ohren", bat er, da Dr. Steinbeißer mir nicht von der Pelle rückte.

„Klar, gehen wir auf die Terrasse."

Dr. Flüsterer zog, als wir draußen waren, hinter sich die Terrassentür heran. „Ich brauche drei Bücher, dringend", flüsterte er.

„Aber das hätten Sie mir doch auch drinnen sagen können."

„Sollte keiner mitbekommen!"

„Warum diese Geheimniskrämerei? Dr. Steinbeißer hat auch ein paar Bücher bestellt."

„Unmöglich", zweifelte er, „ich habe Ihr Gespräch aufmerksam belauscht."

„Hier, er hat mir einen Zettel zugesteckt."

„Typisch, dieser ausgebuffte Halunke. Und wie viel will er?"

„Fünf."

„Gut, dann bringen Sie mir sieben Exemplare", schnaubte Dr. Flüsterer, „gleich Montagmorgen."

„Frau Dr. Augenthaler will mich Montagmorgen sehen. Sie hat zehn Stück geordert."

„Dann nehme ich zwölf. Und Sie kommen erst zu mir!"

„Zwölf will schon Frau Dr. Hupffeld."

„Und wenn ich fünfzehn nehme?"

„Bin ich Ihr erster Patient."

Auf dem Weg zur Toilette traf ich meine Frau, deren Anwesenheit ich über den zahlreichen Buchbestellungen völlig vergessen hatte.

„Du wirst es kaum glauben", schmunzelte sie, „ich habe zweiundzwanzig Bücher verkauft."

„An wen?"

„Dr. Fleischmann und Dr. Reinländer."

Gerade als ich ins Badezimmer schlüpfen wollte, stieß mich mein Psychiater Prof. Dr. Unglaube in den Raum und verriegelte die Tür.

„Endlich", stöhnte er, „ich muss mit Ihnen reden. Dringend!"

„Wozu dieser Aufwand? Benötigen Sie Bücher?"

„Sie wissen genau, dass ich Ihren Schwachsinn nicht lese. Ich möchte Sie warnen."

„Warnen? Vor wem?"

„Vor diesen Hyänen da draußen."

„Das sind alles nette Ärzte."

„Die Ihnen bis vor kurzem jede Behandlung verweigert haben. Und plötzlich schwirren sie wie lästige Fliegen um Sie. Nicht etwa weil Sie ein interessanter Autor wären, sondern weil Sie ein Geld bringender Patient sind. Was glauben Sie eigentlich, was seit der letzten Gesundheitsreform in den Praxen los ist? Gähnende Leere. Noch nie war Deutschlands Krankenstand so niedrig. Denen geht es nur um eine Abrechnung."

„Aber Herr Professor! Bei Ihnen habe ich doch auch keinen Termin bekommen."

„Das war etwas anderes. Ich möchte Sie Montagmorgen in meiner Praxis sehen! Sie befinden sich in einem äußerst kritischen Zustand."

„Montagmorgen? Unmöglich!"

„Nicht, wenn ich zwanzig Bücher nehme!"

„In Ordnung, ich werde pünktlich sein."

Plötzlich wurde ein Zettel unter der Tür durchgeschoben. Ich hob ihn auf und sah, wie Prof. Dr. Unglaube blass wurde. Die Nachricht meines Urologen hatte folgenden

Wortlaut: „Erwarte Sie Montag sieben Uhr! Dringende Untersuchung erforderlich. Bringen Sie bitte 25 Exemplare mit! Dr. Blaser."

Ich war wirklich mehr als überrascht, dass sich die Ärzteschaft plötzlich derart um mich riss. Aber eines war mir schon immer klar: Ärzte sind gerissen!

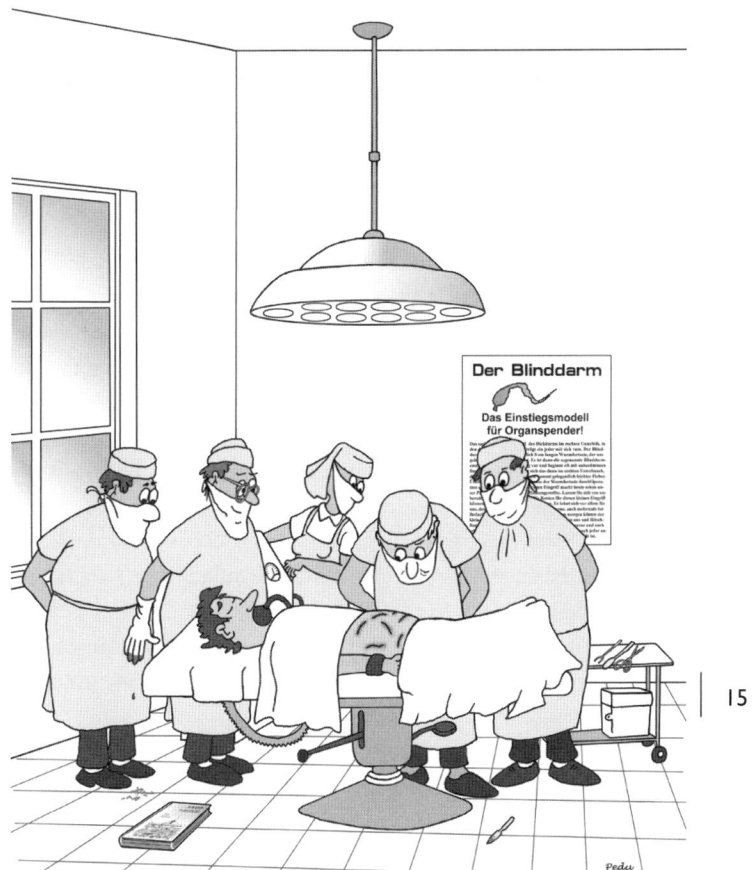

„Wie man schneidet, hat der Levin gut beschrieben, aber kein Wort dazu, wo man den Blinddarm findet."

Ferndiagnose
ohne Ansteckungsgefahr

Als Hausarzt hat Dr. Reinländer eine saubere Weste. Der in Fachkreisen umstrittene Allgemeinmediziner behandelt seine Patienten absolut kontaktfrei. Er hat panische Angst, sich hartnäckige Viren, hinterhältige Bakterien oder andere heimtückische Krankheitskeime einzufangen.

In unserer Stadt kursieren die unglaublichsten Gerüchte über den verrückten Arzt, der Patienten am liebsten an der Wechselsprechanlage therapiert und bei Ernstfällen wartet, bis er den Totenschein ausstellen kann. Unter gar keinen Umständen riskiert er, mit den von Keimen, Viren und anderem Kleingetier kontaminierten Patienten in Berührung zu kommen. In seinem Reinlichkeitswahn ließ er sich sogar selbst sterilisieren.

Als meine Hausärztin Frau Dr. Hupfeld für ein paar Tage zu einer Weiterbildung musste, wollte mich Schwester Ingeborg, eine aktive Kraftsportlerin, zu diesem Psychopathen schicken. Ich sträubte mich vehement und verlangte, zu einem anderen Arzt überwiesen zu werden. Selbst mit einem Veterinär oder einem Pathologen hätte ich mich einverstanden erklärt. Zumal ich ja nur ein Rezept benötigte.

„Und wenn Sie hier Harakiri betreiben", brüllte Ingeborg, hochrot im Gesicht, „Sie gehen zu Dr. Reinländer!"

„Schwester bitte", winselte ich, „alles, nur nicht zu Dr. Reinländer."

„Ich dulde keine Widerrede!" Schwester Ingeborg kann wirklich überzeugend wirken, besonders, wenn man in ihrem Schwitzkasten steckt.

Als Neupatient wurde ich zunächst nur bis zur Anmeldung vorgelassen, und dies auch nur unter erschwerten Bedingungen.

„Halt!", stoppte mich die Sprechstundenhilfe, kaum dass ich einen Fuß über der Schwelle hatte. „Schutzfolien überstreifen!"

Ich kannte diese Praxis von Besuchen barocker Schlösser, um nicht die wertvollen Parkettböden zu beschädigen. Also zog ich mir zwei Plastiktüten über die Schuhe.

„Halt!", kreischte sie abermals. „Hände desinfizieren!"

Vor dem Tresen stand ein Tauchbecken mit einer übel riechenden Brühe.

„Mindestens zwanzig Sekunden eintauchen!"

Ich steckte meine Hände so lange in die ätzende Lauge, bis die Haut fürchterlich zu jucken begann und die feinen Härchen vollständig epiliert waren.

„Darf ich jetzt …?"

„Nicht reden!"

„Darf ich wenigstens …?"

„Tun Sie das, was Ihnen gesagt wird!", fauchte sie im Tonfall eines Feldwebels und reichte mir einen Mundschutz. „Anlegen!"

„Ich komme doch nur …"

„Ruuuheee!", brüllte sie.

Und dann stand ich endlich vorm Wartezimmer, das kaum größer war als eine Telefonzelle.

„Der Herr Doktor kann sich wohl kein größeres Wartezimmer leisten?", erlaubte ich mir, unter dem Mundschutz hervor zu bemerken.

„Das ist unser Behandlungszimmer."

Ich bekam fast einen Lachkrampf: „Wie will mich der Doktor in dieser engen Kabine behandeln?"

„Warten Sie's ab!"

Ungefähr zehn Minuten wartete ich in dieser hermetisch abgeriegelten Taucherglocke. Humanmediziner tendieren mit Vorliebe dazu, ihre Patienten schmoren zu lassen. Das verleiht dem Arzt die Würde der hippokratischen Bedeutung. Nach einer viertel Stunde pfiff ich eine fröhliche Melodie. Plötzlich stand die Schwester vor der Tür und gab mir mit einer Drohgebärde durch das schalldichte Panzerglas zu verstehen, dass ich mich ruhig verhalten solle.

Sofort verstummte ich. Ich konnte ja nicht ahnen, dass eine Überwachungsanlage installiert war und der Arzt mein Treiben

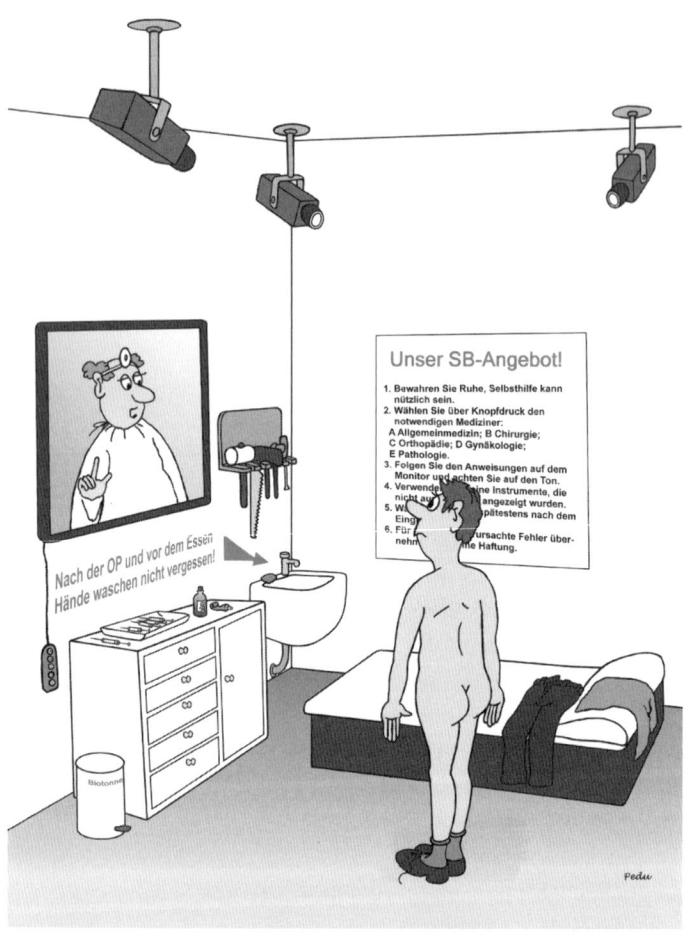

„... nehmen Sie aus der mittleren Schublade eine Ampulle
Hexamorphilsulfadaminol und injizieren Sie sich davon
23,2 Milliliter intravenös."

wie ein Verhaltensforscher bereits aufmerksam beobachtete. Hätte ich dies auch nur ansatzweise geahnt, hätte ich auf die genüssliche Tiefenreinigung meiner Nase verzichtet.

Nach einer halben Stunde tönte aus einem unscheinbaren Lautsprecher über mir die blecherne Stimme des Doktors: „Der Nächste bitte!" Ich erhob mich und wollte meine Einzelzelle verlassen. Fehlanzeige! Sie war verschlossen.

„Setzen Sie sich!", hörte ich Dr. Reinländer und sah mich ängstlich um. Irgendwo musste eine Videokamera versteckt sein. „Guten Tag, Herr Levin."

„Guten Tag!", grüßte ich brav zurück.

„Reden Sie nur, wenn Sie gefragt werden!", befahl mir Dr. Reinländer.

„Selbstverständlich ...", erwiderte ich willenlos.

Plötzlich packte mich ein heftiger Hustenanfall. Ein Krümel war aus einer Zahntasche gerutscht und versehentlich in die Luftröhre geraten.

„Ich verschreibe Ihnen etwas zum Einreiben und Bromhexin."

Zum Glück war der Hustenreiz so schnell verschwunden, wie er gekommen war. Doch das Kitzeln in der Nase konnte ich nicht länger unterdrücken und musste mehrmals eruptiv niesen.

„Und ein Nasenspray."

Da sich bei meinen regelmäßigen allergischen Niesattacken auch immer etwas Tränenflüssigkeit löst, musste ich mir die Augen trocken tupfen.

„Da haben Sie sich ja was eingefangen", stellte Dr. Reinländer fest. „Ich verschreibe Ihnen ein Antibiotikum. Nehmen Sie jeden Morgen vor dem Frühstück eine Kapsel!"

„Wissen Sie, Herr Doktor, eigentlich ..."

„Ich habe Sie nicht gefragt!", schnitt er mir das Wort ab. „Wie lange soll ich Sie krankschreiben?"

„Na ja, ich wollte zwei Wochen ..." antwortete ich, wurde aber wieder vom Doktor unterbrochen. '... zum Wintersport fahren', konnte ich meinen Satz leider nicht mehr beenden.

„In Ordnung", hörte ich den Arzt sagen, „zwei Wochen sind bei einem derart hartnäckigen Infekt durchaus vertretbar."

Bei dem Gedanken eines zweiwöchigen Zusatzurlaubs fühlte ich mich gleich viel gesünder, obwohl ich gar nicht krank war.

„Nächsten Freitag möchte ich Sie noch einmal untersuchen."

Ich bekam einen ordentlichen Schreck. Zu diesem Zeitpunkt würde ich ja schon auf der Piste sein. Und ich konnte ja schlecht wegen eines dreiminütigen Arztbesuchs von den Alpen ins Sachsenland fahren.

Doch Dr. Reinländer zerstreute alle meine Befürchtungen, als er sagte: „Es reicht, wenn Sie anrufen. Lassen Sie sich von der Schwester einen Einwahltermin geben!"

„Herr Doktor, gestatten Sie mir abschließend eine Frage", konnte ich mir nicht verkneifen. „Wie haben Sie eigentlich Ihre Ausbildung zum Arzt absolviert?"

„Im Fernstudium."

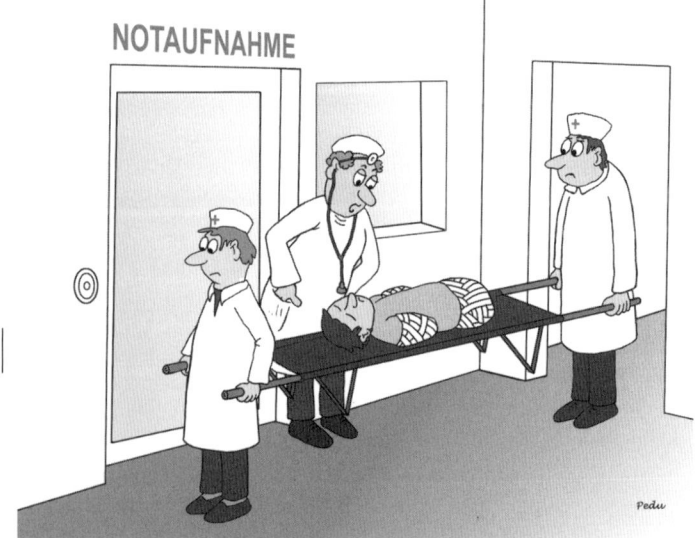

„Na, was fehlt uns denn?"

Geburtshelfer wider Willen

Mediziner kennen tausende hochgradig ansteckende Krankheiten. Aber nur eine davon befällt ausnahmslos junge Frauen – die Schwangerschaft. Hierbei handelt es sich um wachsende Beschwerden, die in einer schlaflosen und stürmischen Nacht beginnen und nach neun Monaten in einem Kreißsaal ihr schmerzhaftes Ende finden.

Nichts Böses ahnend, stieg ich in den Aufzug. Wir wohnten damals in der zehnten Etage eines Plattenbaus. Der vertikale Beförderungskäfig setzte sich ruckelnd in Gang und hielt zufällig im gewünschten Stockwerk. Mit einem leisen Zischen öffnete sich die automatische Doppeltür. Draußen stand Frau Grünländer, eine hochinteressante, vor allem aber hochschwangere Frau.

Dass heißt, eigentlich stand Frau Grünländer gar nicht. Sie kauerte am Heizkörper gelehnt, beide Hände um ihre imposante Bauchwölbung gepresst.

„Meine ... meine ...", keuchte sie.

Erst jetzt bemerkte ich die kleine Pfütze zwischen ihren Füßen. Eine rotbraune für mich nicht erkennbare Flüssigkeit tröpfelte unter ihrem Umstandskleid hervor, wie bei einem Oldtimer mit undichtem Getriebe.

„Frau Grünländer", rief ich besorgt, „was ist mit Ihnen?"

„Meine ...", stammelte sie erneut. Dieses Mal kam sie Gott Lob weiter. „Die Fruchtblase ... die Fruchtblase ist geplatzt."

Sie sah mich an – mit einem tiefen, flehenden Blick.

„Sie leiden an Blasenschwäche?"

„Das Kind ...", stöhnte sie.

„Ihr Kind leidet an Blasenschwäche?"

„Die Wehen ... oh mein Gott, die Wehen ...", stieß Frau Grünländer hervor und hechelte wie eine westfälische Dachsbracke bei der Hetzjagd.

Sie reichte mir einen kleinen Zettel mit einer Nummer drauf und bat mich anzurufen. Ich nahm mein Handy und wählte die sieben Ziffern. Am anderen Ende meldete sich die Entbindungsstation. Von den Ereignissen hoffnungslos überfordert, stotterte ich eine zusammenhangslose Erklärung, wie ein Asylbewerber auf der Ausländerbehörde.

„Ist Ihre Frau Erstgebärende?"

„Moment, da muss ich fragen."

„Sie werden doch wohl wissen, ob Sie schon Kinder haben, Herr Grünländer."

„Ich habe eine zehnjährige Tochter."

„Also handelt es sich um eine Zweitgeburt?"

Frau Grünländer schüttelte heftig den Kopf.

„Nein", erklärte ich der Dame an der Strippe, „Frau Gründländer erwartet ihr erstes Kind."

„Verstehe", kommentierte sie, „Ihre Tochter ist aus erster Ehe. Bereiten Sie bitte alles vor! Wir sind in fünf Minuten da."

Frau Grünländer zeigte auf eine mittelgroße Reisetasche und bat mich, sie bis zur Haustür zu begleiten.

„Selbstverständlich", sagte ich, schnappte die Tasche und stützte Frau Grünländer.

Im Aufzug nach unten fragte ich die werdende Mutter: „Wo steckt eigentlich Ihr Mann?"

„Das wüsste ich auch ganz gern", seufzte die junge Frau und schenkte mir einen dankbaren Blick für meinen so uneigennützigen Beistand, dem ja kein eigennütziger Beischlaf vorausgegangen war.

Als wir unten waren, kam auch schon der Krankenwagen mit Blaulicht und lautem Getöse angebraust. Sanitäter und Rettungsassistent halfen Frau Grünländer auf die Trage, um die Gefahr eines Nabelschnurvorfalls zu verhindern. Ehe ich mich versah, befand ich mich auf dem Beisitz und hörte die aufmunternden Worte: „Keine Sorge, Herr Grünländer, wir sind gleich da."

Bevor sich die große Schiebetür des Rettungswagens schloss, fiel mein Blick auf Frau Schindler, die auf dem Sims ihres Schlafzimmerfensters lehnte und fassungslos das Geschehen verfolgte. Frau Schindler, eine verwitwete Rentnerin, war in unserem Haus zuständig für die rasche Verbreitung von Neuigkeiten.

Auf der Entbindungsstation wurde Frau Grünländer sofort in den Kreißsaal gebracht. Die Hebamme, eine korpulente Respektsperson, nahm mir die Tasche ab und fragte: „Wollen Sie bei der Geburt dabei sein?"

„Ich bin …"

„Keine falsche Scham, Herr Grünländer!"

Eine Schwesternschülerin lächelte mitfühlend und reichte mir einen grünen Kittel. „Ihre Frau braucht Sie jetzt", flüsterte sie und tätschelte mir aufmunternd die Wangen.

Ich dachte an meine Gattin und dass sie mich jetzt mit Sicherheit nicht brauchen würde, jedenfalls nicht in dieser Verfassung. Aber wenigstens anrufen hätte ich sie können. Doch schon schlossen sich die Türen des Kreißsaals, und ich hörte die Hebamme sagen: „Ruhig, Frau Grünländer, ganz ruhig! Und gleichmäßig atmen!"

Teilnahmslos stand ich neben dem Entbindungsbett und wirkte wie bestellt und nicht abgeholt.

„Nun halten Sie schon Ihrer Frau die Hände!", befahl mir die Hebamme in einem scharfen Ton.

Gehorsam schnappte ich mir die eiskalten Hände der Schwangeren, und wieder schenkte sie mir dieses dankbare Lächeln. Auf ihrer Stirn perlten Schweißtropfen, groß wie Wachteleier. Ich zog ein verklebtes Stofftaschentuch, das schon bessere Tage hatte, aus meiner Hosentasche und wollte damit ihre Stirn abtupfen.

Die Hebamme, die das mitbekam, fauchte mich an: „Stecken Sie Ihre widerliche Rotzfahne weg!" Und die Auszubildende wies sie an, mir Zellstoff zu geben.

Die Wehen setzten erneut ein, dieses Mal noch heftiger. Die werdende Mutter stöhnte, hechelte und schrie in ihrem Geburtsschmerz: „Axel, Axel, bleib bei mir!"

Erst wollte ich Frau Grünländer korrigieren und ihr mitteilen, dass ich Uwe heiße, aber stattdessen spielte ich bereitwillig den werdenden Vater und sagte: „Du schaffst das, Liebling! Ich bin ja bei dir."

23

Der Geburtsvorgang schien offensichtlich in die heiße Phase zu treten, denn die Hebamme schrie ununterbrochen: „Pressen, ja, pressen! Noch fester pressen, noch fester!"

Mein Kopf glühte wie eine Osrambirne, so fest presste ich. Nach einiger Zeit spürte ich einen bescheidenen Erfolg, genauer gesagt Misserfolg, und das Schlimme daran war, ich konnte nicht zur Toilette. Ich hörte sofort auf mit Pressen, auch wenn die Hebamme in einem fort diesen kategorischen Imperativ brüllte.

Plötzlich wurde mir schwindlig, denn vor meinen entsetzten Augen flutschte ein blutiger Fleischklumpen ans Tageslicht. Ich, der Blut nicht mal in der Blutwurst ertragen kann, kniff die Augen zusammen und kämpfte den Brechreiz nieder, ehe ich bewusstlos aus den Latschen kippte.

Als ich wieder zu mir kam, wirkte Frau Grünländer sichtlich entspannt, aber ziemlich erschöpft und hielt ein schreiendes Bündel im Arm.

„Gratuliere, Herr Grünländer, es ist ein Junge", sagte die Hebamme, nun wesentlich gelassener.

Auf wackligen Beinen verließ ich den Kreißsaal und dachte: „Ich muss sofort meine Frau anrufen, sicherlich macht sie sich schon Sorgen." Als ich auf den langen, Neon beleuchteten Flur trat, traute ich meinen Augen kaum. Meine Gattin saß mit gefrorener Miene auf einem der zahlreichen Hartschalensitze, neben ihr ein übernervöser Herr Grünländer. Sofort sprangen beide auf, packten mich am Kragen und verlangten eine Erklärung. „Darf man erfahren", schrie meine Frau aufgebracht, „was du hier treibst?"

„Die alte Schindlern hatte also doch Recht", tobte ein eifersüchtiger Herr Grünländer und bohrte mir, ohne meine Zustimmung abzuwarten, seine harte Faust in die Magengrube. Für einen kurzen Moment blieb mir die Luft weg, und vor meinen Augen begann sich alles zu drehen.

„Seit wann geht das schon?", fauchte Herr Grünländer.

Ich dachte, er meinte die Sache mit der Übelkeit beim Anblick von Blut und antwortete: „Schon seit Jahren."

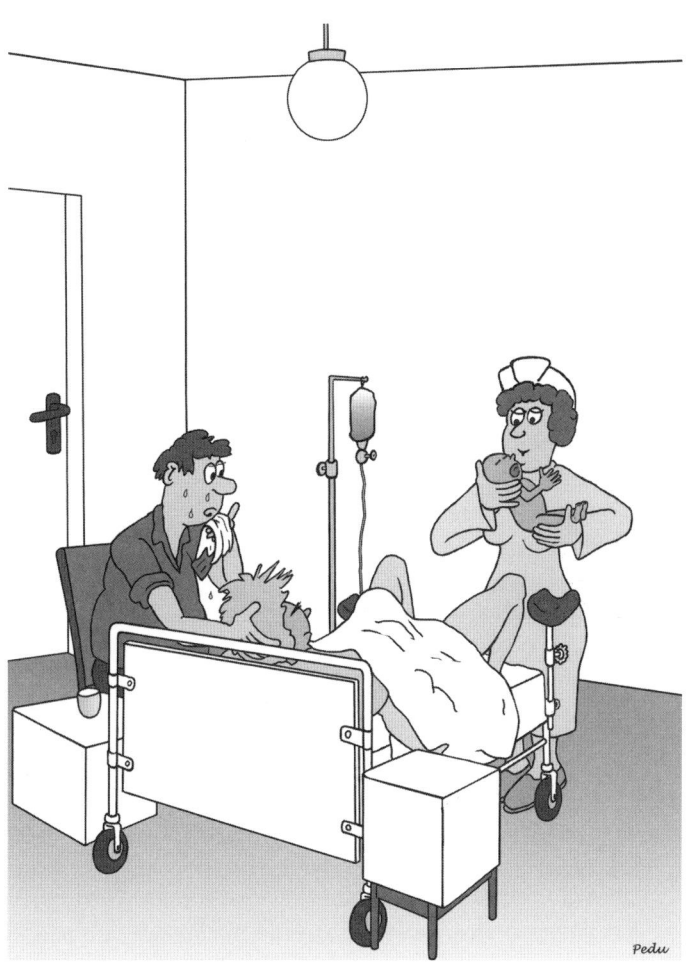

„Es ist ein Baby, Frau Grünländer."

„Du widerlicher Mistkerl", fuhr meine Gattin dazwischen und verpasste mir eine schallende Ohrfeige. „Gegen dich ist ja Kachelmann ein Waisenknabe."

„Und ich habe nichts bemerkt", raufte sich Herr Grünländer die letzten Haare, „ich habe einfach nichts mitbekommen."

„Wie sollten Sie?", winkte ich ab und fügte tröstend hinzu: „In solchen Dingen bin ich äußerst diskret."

„Diskret!", geiferte meine Frau und wetterte: „Denkst du, ich bin blind und in all den Jahren ist mir nichts aufgefallen? Eine Frau spürt nämlich so etwas."

„Jetzt versteh ich gar nichts mehr", resignierte ich.

Und meine Frau stellte mir die entscheidende Frage: „Hast du was mit Frau Grünländer?"

„Nein", antwortete ich wahrheitsgemäß.

„Dann möchte ich verdammt noch mal wissen, was du da drin zu suchen hast!"

„Wir haben nur zusammen ein Kind bekommen."

Wie von Sinnen, ich befürchtete bei meiner Frau einen Nervenzusammenbruch, trommelte sie ihre Fäuste gegen die unbeteiligte Wand. Plötzlich hielt sie inne, strich sich eine Haarsträhne hinters Ohr und sagte mit gefasster Stimme: „Dann ist endlich der richtige Augenblick gekommen, dir reinen Wein einzuschenken."

Ich stutzte. „Was willst du damit sagen?"

„Deine Tochter! ... Du bist nicht der Vater."

Der Schlag hatte gesessen. „Ich bin nicht ..."

„So ist es", erwiderte meine Frau mir einem hämischen Grinsen und einer triumphierenden Geste.

„Aber, wer ist es dann?"

„Das wirst du nie erfahren", antwortete sie und kostete die Wirkung ihrer Worte aus.

Herr Grünländer senkte beschämt den Kopf.

Diagnose ging in die Hose

Medizinisch geschulte Patienten erfreuen sich einer deutlich höheren Lebenserwartung. Wer griesgrämig und desinteressiert zum Hausarzt schleicht, sollte Fortsetzungsromane meiden und lieber seinen Nachlass regeln. Ärzten im deutschen Gesundheitsunwesen darf man ihre Lustlosigkeit nicht verübeln. Es ist arbeitspsychologisch nachgewiesen, dass Angestellte insolventer Firmen nicht zu Höchstleistungen tendieren. Dienst nach Vorschrift, lautet ihr Motto. Nicht mehr – eher weniger.

Deshalb sollte der moderne Patient seinen unmotivierten Hausarzt unterstützen. Früher völlig undenkbar.

„Herr Levin, was führt Sie zu mir?", hatte mich vor Jahrzehnten ein weißhaariger Arzt mit Vollglatze gefragt.

„Ein fiebriger Infekt", hatte ich gehorsam geantwortet.

„Was soll das!?", fuhr er mich beleidigt an. „Ich stelle hier die Diagnosen!"

Wenn man der gleichen Frage heute mit derselben Antwort begegnet, dann sieht man sich plötzlich einem dankbaren Arzt gegenüber. „So, so … ein Infekt, mit Fieber." Und dann wird er zögerlich fragen: „Wie hoch?"

„Einundvierzigacht", röchelt der Überhitzte im Fieberwahn.

„Sie Glückspilz!", strahlt der fröstelnde Arzt. „Bei den Heizkosten." – Und anschließend wird er sich seine eiskalten Hände an ihrem Körper wärmen.

Es sind bereits Fälle bekannt geworden, da wurde Patienten die Behandlung verweigert, nur weil sie mit Symptomen, aber ohne Diagnose gekommen waren. In England ist diese Form bereits gängige Praxis. Im britischen Königreich ist das Gesundheitswesen abgewirtschaftet wie russische Atommeiler. Ohne Eigendiagnose und Selbstmedikamentierung braucht man auf der Insel keinen Fuß in eine Arztpraxis zu setzen.

Eine ähnliche Erfahrung erlitt mein Nachbar Felix Stürzler. Er sah blass aus, wirkte müde. Ein Halbschatten seiner selbst.

„Was ist los mit dir?", fragte ich ihn, als er sich abgekämpft die Treppe hochquälte.

„Ich komme von meiner Hausärztin", gestand er leise.

„Was Ernstes?"

„Bin leider nicht drangekommen."

Felix beichtete unter Tränen von seinem bereits seit Monaten andauerndem Leidensweg. Er zeigte auf seinen Allerwertesten und gestand mir, dass ihn schmerzhafte Hämorrhoiden plagen würden. „Es gibt Tage", nuschelte er, „da habe ich das Gefühl, dass die Dinger so groß wie Hauspflaumen sind."

Felix erklärte, angefangen hätte es mit einem leichten Juckreiz, der beim Kratzen oder Schaben sogar angenehme Glücksgefühle auslöste. Da schien die Welt noch in Ordnung. Dann aber geriet das fürs allgemeine Wohlbefinden tägliche Geschäft zusehends zur Farce. Selbst beim Wasserlassen bereitete die defekte Schließmuskulatur Probleme. Immer wieder schob er den quälenden Toilettengang vor sich her. Unterleibsschmerzen kamen hinzu.

„Felix, warum bist du nicht sofort zu deiner Ärztin?", wunderte ich mich.

„Es war mir peinlich, so furchtbar peinlich. Ich hatte nicht die leiseste Ahnung, wie ich es ihr beibringen sollte."

„Ganz einfach: Deine Beschwerden sind nach hinten losgegangen."

„Außerdem habe ich an meiner Diagnose gezweifelt. Ich wollte nichts überstürzen."

„Und wann warst du dir sicher?"

„Heute morgen. Ich hatte das Gefühl, aufgerissen zu werden. Und dann passierte es."

„Was?"

„Blut. Viel Blut. Es gab keinen Zweifel mehr."

Felix erzählte, dass er seine Chipkarte schnappte und zu seiner Hausärztin eilte. Und dann der Schock. Im Wartezim-

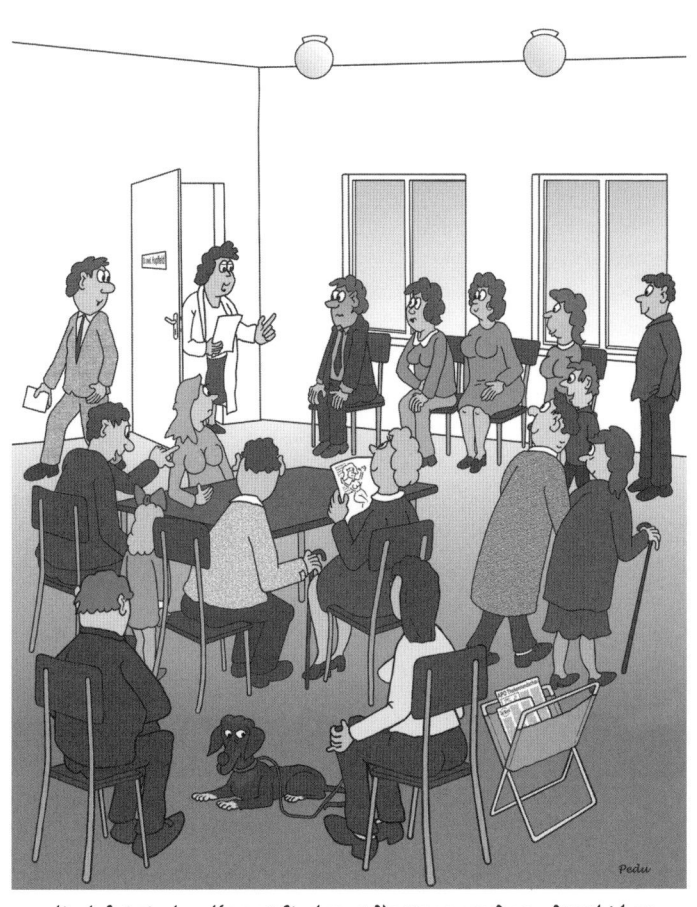

„Und jetzt der Herr mit den pflaumengroßen, furchtbar juckenden Hämorrhoiden!"

mer herrschte ein Gedränge wie auf einem chinesischen Wochenmarkt. Kein einziger Stuhl war frei.

„Nun gut", gestand Felix, „bei den Schmerzen hätte ich ohnehin nicht sitzen können."

Vorm Anmeldetresen, hinter dem die grillige Schwester Konstanze residierte, wartete eine lange Schlange.

„Und plötzlich", wimmerte Felix, „ich denke, mich trifft der Schlag, fragte Konstanze die nächste Patientin, eine ältere Dame: 'Na, Frau Schmidt, wieder mal Probleme mit der Blase?'!"

„Was?", rief ich erschrocken. „Vor allen Patienten?"

„Unfassbar, nicht wahr? Keine Spur von Diskretion", bestätigte Felix und erzählte weiter. „Die Rentnerin nickte beschämt, und die Schwester fragte: ‚Sie können wohl den Urin nicht mehr halten?'

‚So ist es', antwortete die Patientin und wuchtete ein randvolles 5-Liter-Gurkenglas auf den Tresen. 'Und eine Urinprobe habe ich auch gleich mitgebracht."

Felix gab jedes Detail des kurzen Dialogs wieder. Und auch er wurde, als er endlich nach fast einer Stunde geduldigen Ausharrens an der Reihe war, von Schwester Konstanze gefragt: „Nun, Herr Stürzler, welches Problem führt Sie zu uns?"

Felix, wohl der quälenden Schmerzen wegen fast vergessend, dass er nicht allein war, setzte eine leidende Miene auf und sagte die erste bedeutungsvolle Silbe: „Hä…" – Plötzlich geistesgegenwärtig unterbrach er sich.

Schwester Konstanze blickte gespannt auf Felix. Und auch die anderen Patienten, starrten ihn neugierig an. Plötzlich herrschte eisige Ruhe.

„Weiter!", drängte Schwester Konstanze, „ich habe nicht den ganzen Tag Zeit!"

Schweiß rann von Felix pulsierenden Schläfen. „Hä…", setzte er erneut an, aber seine Stimme versagte ihm ihre Dienste. Bedauernd zuckte er die Achseln.

„Ein Hämatom? Und wo?" drängte Konstanze.

„Nein, nein", erwiderte Felix, „kein Hämatom."

„Was dann? Ohne Diagnose kann Sie Frau Doktor nicht behandeln."

„Ich kann nicht", winselte Felix, „vor all den Leuten. Mir ist das furchtbar peinlich."

Mit diesen Worten hatte sich Felix erst recht interessant gemacht. Die bleierne Patientenmasse verfolgte gebannt das Gespräch.

„Hier!", sagte Schwester Konstanze und reichte meinem Nachbarn Stift und Zettel, „dann schreiben Sie es auf!"

Erleichtert und dankbar setzte er an, kam aber auch in der Schriftform nicht über dieses bereits mehrfach erwähnte „Hä …" hinaus. Mit tränenerstickter Stimme seufzte Felix: „Ich weiß nicht, wie es geschrieben wird."

„Oh, mein Gott!", stöhnte Schwester Konstanze. „Sie können es nicht aussprechen! Sie können es nicht schreiben! Dann nennen Sie mir wenigstens die Symptome!"

Felix hatte noch nie in seinem Leben an einem Tresen so sehr gelitten.

„Es … es juckt fürchterlich", stieß er endlich hervor.

„Bläschenbildung?", setzte die Arzthelferin nach.

Felix dachte an die aufgeplatzten Blutblasen und murmelte: „In gewisser Hinsicht schon."

„Nässebildung?"

„Und wie."

„Na, sehen Sie", resümierte sie anerkennend, „war doch halb so schlimm. Für die einfachen Fälle haben wir bereits vorgefertigte Rezepte. Sie brauchen nicht erst zu Frau Doktor rein. Sie sehen ja, was hier los ist. Holen Sie sich dieses Präparat aus der Apotheke und befolgen Sie die Hinweise auf dem Beipackzettel!"

„Ich möchte wetten", sagte ich zu Felix, „sie hat dir Salbe verschrieben."

„Nein, eine Tinktur."

„Tinktur?", wunderte ich mich.

„Ja, gegen Fußpilz."

Augen zu und durch

Im deutschen Gesundheitswesen ist es für den allgemeinen Kassenpatienten (lat: Cassa primitivus) gesundheitlich nicht ratsam, am Quartalsende zu erkranken. Die Budgets niedergelassener Kassenärzte (lat: Cassa blanka) befinden sich in dieser kritischen Kalenderphase in einem physisch höchst bedenklichen Zustand. Sie sind wie Bergsteiger in Gipfelnähe des Mount Everests völlig erschöpft. Wer dennoch erkrankt, verhält sich alles andere als solidargemeinschaftlich und darf keine Hilfe erwarten, medizinische schon gar nicht. Nur durch die glückliche Verkettung unglücklicher Zufälle kann einem dann noch ärztliche Hilfe zuteil werden.

Mein Leidensweg begann Ende März mit einer unangenehmen Augenerkrankung. Mit schlotternden Knien wankte ich ins Arbeitszimmer, um mein Orakel, das allwissende Internet, zu befragen. Zunächst saß ich ratlos vor der Google-Startseite, wusste nicht, was ich eingeben sollte. Ich versuchte es mit „rote Augen" und fand eine Amateurseite mit nützlichen Tipps zum Entfernen roter Augen, allerdings nur von Fotos. Ich probierte es mit „gerötete Augen" und landete auf der Seite des Netdoktors. Die möglichen Krankheiten, die mir der Internetarzt anbot, trieben mir das Wasser in die oberen Sehorgane.

„Wie sieht denn dein Auge aus?", wunderte sich meine Frau, als ich aschfahl am Frühstückstisch erschien.

„Ich fürchte", antwortete ich mit hypochondrischer Stimme, „dieses Mal ist es etwas Ernstes."

Sie goss mir Kaffee ein und bestrich eine Scheibe Toast für mich. Nicht einmal dazu war ich in der Lage. „Mein Gott", fluchte meine Frau, „wenn dir mal was fehlt."

„Ich hätte etwas mehr Verständnis erwartet", erwiderte ich im müden Ton eines Grabredners.

„Wärst du nur halb so krank, wie du immer tust, könnte ich schon seit Jahren eine glückliche Witwe sein."

Ich ignorierte ihren zynischen Seitenhieb und stammelte: „Es sieht nach einem beginnenden Glaukom aus."

„Morgen gehst zu deiner Augenärztin! Die verschreibt dir Tropfen oder Salbe, und in ein paar Tagen ist der Spuk vorbei."

„Du vergisst", sagte ich, auf den Kalender zeigend, „das Quartal geht zu Ende."

„Das eine hat doch mit dem anderen nichts zu tun", erwiderte sie. „Bei Akutfällen dürfen Patienten nicht abgewiesen werden."

Das überzeugte selbst mich, einen eingefleischten Pessimisten, und hoffnungsvoll machte ich mich auf den Weg zu meiner Augenärztin Frau Dr. Augenthaler. Doch schon von weitem sah ich den gelben Zettel an ihrer Tür. „Liebe Patienten, wegen Urlaubs bleibt die Praxis bis zum 31. März geschlossen. Wenden Sie sich bitte in dringenden Fällen an Dr. Helle!"

Ich speicherte die Nummer der Vertretung ins Handy und radelte nach Hause. Der Anruf bei Dr. Helle ging jedoch finster aus. Er war pünktlich zum Quartalsende abgetaucht, ließ sich aber durch seinen automatischen Anrufbeantworter vertreten. „Sehr geehrte Patienten", verkündete dieser in monotonem Tonfall, „aus technischen Gründen bleibt unsere Praxis vorübergehend geschlossen. Wir sind ab 1. April wieder für Sie da. In akuten Fällen können Sie sich an meine Vertretung Dr. Sehfeld wenden."

Ich rief Dr. Sehfeld an. „Der Arzt ist nicht nur heiter, er kann auch krank sein und so weiter!", begrüßte Dr. Sehfeld seine Anrufer mit einem leicht abgewandelten Wilhelm-Busch-Zitat. „Voraussichtlich können wir Anfang April die Praxis wieder für Sie öffnen. Bis dahin vertritt mich Dr. Einhorn."

Hätte ich nicht mit eigenen Ohren gehört, was ich mit eigenen Ohren zu hören bekam, ich hätte ihnen nicht getraut.

Ich nahm einen kräftigen Schluck lauwarmen Kaffees und wählte die Nummer von Dr. Einhorn. „Sie haben den Anschluss der Praxis Dr. Einhorn gewählt", verkündete eine weibliche Stimme. „Leider rufen Sie außerhalb unserer Sprechzeiten an. Bis zum 31. März befindet sich Dr. Einhorn zu einer Weiterbildung. Die Praxis bleibt bis dahin geschlossen. Wenden Sie sich in dringenden Fällen an Dr. Patzig."

Auch bei Dr. Patzig sprach eine Stimme vom Band: „Aus privaten Gründen kann ich bis zum 31. März nicht praktizieren. Sie haben aber die Möglichkeit, sich bei akuten Erkrankungen an meine Vertretung Dr. Blinzelmann zu wenden."

Also wählte ich mich bei Dr. Blinzelmann ein und erfuhr: „Unsere Praxis bleibt wegen Renovierungsarbeiten bis Ende März geschlossen. Sie erreichen unsere Vertretung Frau Dr. Augenthaler unter der Nummer …"

Ergebnislos hatte sich der Kreis geschlossen. Plötzlich erinnerte ich mich an Prof. Klupsch, eine absolute Koryphäe unter den Augenärzten. Ich hatte ihn letztes Jahr auf einer Party bei Frau Dr. Augenthaler kennengelernt. Er war meine letzte Hoffnung und ein, wie er mir mehrfach bestätigte, großer Verehrer meiner vergnüglichen Satiren. Damals hatte er mir seine Visitenkarte mit den Worten zugesteckt, dass es ihm eine große Ehre sein würde, mich einmal behandeln zu dürfen. Diese Gelegenheit würde ich ihm jetzt geben.

„Augenklinik Leipzig, Büro des ärztlichen Direktors ProfessorKlupsch. Sie sprechen mit Frau Schnalle."

„Levin, guten Tag! Ich hätte gern mal den Professor gesprochen!"

„Professor Klupsch befindet sich auf einer Vortragsreise. Um was geht es denn?"

„Ich habe eine akute Erkrankung im linken Auge und müsste dringend behandelt werden."

„Dann gehen Sie bitte zu einem Augenarzt!"

„Zurzeit haben sich alle Leipziger Augenärzte dünne gemacht. Kann ich nicht in die Augenklinik kommen?"

„Nein! Auf gar keinen Fall!", kreischte Frau Schnalle in die Muschel. „Bei uns herrscht absoluter Personalnotstand. In den letzten Monaten haben uns drei Ärzte verlassen. Moment! Eben erhalte ich die vierte Kündigung."

„Und was soll ich jetzt tun?", jammerte ich.

„Warten Sie aufs neue Quartal! Und bis dahin können Sie sich schon mal mit der Blindenschrift vertraut machen!"

Kaum hatte ich den Hörer aufgelegt, kam mir eine neue Idee. Augenärzte gibt es schließlich auch in anderen Städten.

Ich wollte mein Augenlicht weder verlieren noch unter den Scheffel stellen. In den Gelben Seiten unserer Nachbarstadt Halle an der Saale fand ich 22 Augenärzte. Nach einer Stunde hatte ich alle abtelefoniert – ohne sichtbares Ergebnis. Alle Praxen blieben wegen Urlaub, Weiterbildung, Krankheit, Renovierung oder Erdbeben geschlossen.

Es muss doch in diesem Land ein praktizierender Augenarzt aufzutreiben sein, schimpfte ich, blind vor Wut. Ich probierte es in Hamburg, der Hansestadt, weltoffen – aber mit 123 geschlossenen Augenarztpraxen. Nicht anders in München. 165 Augenärzte glänzten durch Abwesenheit. Immerhin waren einige Anrufbeantworter so programmiert, dass sie den Versicherungsstatus abfragten: „Sind Sie privat versichert, drücken Sie bitte die Eins, sind Sie gesetzlich versichert, drücken Sie bitte die Zwei!"

Ich konnte nicht widerstehen und drückte die Eins. „Bitte geben Sie über die Tastatur Ihre Versicherungsnummer ein!" Ohne zu zögern hämmerte ich meine AOK-Nummer ins Tastenfeld. „Sie sind leider kein Privatpatient", selektierte mich die Stimme, „verlassen Sie sofort die Leitung!"

In der Zwischenzeit machte mein linkes Auge auch optisch keine gute Figur. Es war blutunterlaufen und schmerzte fürchterlich. Auf Licht reagierte es äußerst empfindlich. Und mir wollte kein Licht aufgehen, wie ich aus diesem Schlamassel herauskommen könnte.

Meine Frau hatte wieder einmal die rettende Idee. „Geh in die Apotheke und lass dich beraten!"

„Ich brauche keine Beratung, sondern eine Behandlung", entgegnete ich.

„Mein Gott", stöhnte sie, „was bist du für ein Blindgänger!"

Die tief stehende Märzsonne stach ins erkrankte Auge wie feinste Nadelstiche. Selbst meine Sonnenbrille bot kaum Schutz. Ich ging ins Treppenhaus zurück und dachte nach. Mein Nachbar Felix Stürzler kam wie gerufen. „Nimm doch eine Augenklappe!", riet er mir.

„Felix", antwortete ich, „ich habe aber keine."

„Gibt es in jeder Apotheke."

„Und wie komme ich ohne Augenklappe in die Apotheke, in der ich eine Augenklappe kaufen kann, um in die Apotheke zu kommen?"

„Entschuldige, daran habe ich nicht gedacht! Ich glaube, ich habe eine Lösung. Komm mit zu mir rauf!"

Felix zog aus dem Korridorschrank eine geschlossene Wollmütze mit drei Löchern für Augen und Mund. „Was hältst du davon? Den linken Sehschlitz nähe ich zu."

Obwohl ich nüchtern war, schwankte ich. „Damit sehe ich doch aus wie ein Bankräuber", gab ich zu bedenken.

„Hast du eine bessere Idee?"

Hatte ich natürlich nicht. Felix versprach mir, mich zu begleiten, um eventuellen Missverständnissen vorzubeugen. Ich willigte erleichtert ein, und wir marschierten los. Die Sturmhaube passte hervorragend, und mit dem zugenähten Sehschlitz bot sie meinem erkrankten Auge sogar optimalen Sonnenschutz. Passanten, die verdutzt stehen blieben und uns wie versteinert anstarrten, rief Felix zu: „Er hat ein schweres Augenleiden!"

Die Apotheke befand sich in einem Einkaufscenter und hatte zwei Zugänge. Diesen Umstand hatten sich schon mehrfach Ganoven zunutze gemacht. Der erste Eingang führte direkt von der Straße in die Verkaufsräume und bildete damit einen idealen Fluchtweg. Der zweite Zugang kam von der Ladenpassage. Vor diesem blieben wir kurz stehen, als mich Felix bat, allein in die Apotheke zu gehen. Er wollte in der Zwischenzeit in einem Zeitungsladen am anderen Ende der Einkaufsmeile seinen Lottoschein abgeben. „In fünf Minuten hole ich dich wieder ab", klopfte er mir auf die Schulter.

Ich betrat die Apotheke. Eine Kundin, die am Tresen auf ein Medikament wartete, drehte sich um und ließ, als sie mich mit der Sturmhaube erblickte, panisch ihre Einkaufstüten fallen. Ein paar Äpfel kullerten heraus und eine schwarze Spielzeugpistole, wohl gedacht für ihren Enkel. Durch die umfallende Tasche erhielt der Revolver so viel Schwung, dass er mir bis vor die Füße rutschte. „Überfall!", schrie die Frau in sichtbarer Todesangst. „Hilfe, Überfall!"

Ich hob den Revolver auf und lächelte freundlich. Das konnte die verängstigte Frau natürlich wegen der Wollmaske nicht sehen. Abermals brüllte sie aus voller Kehle: „Hilfe, Überfall!"

Mit der Absicht, sie zu beruhigen, näherte ich mich zwei, drei Schritte und fragte: „Wo?"

In diesem Moment stürmten zwei mit schwarzen Sturmhauben vermummte Gewaltverbrecher die Apotheke. Der kleinere trug eine leere Plastiktüte. Der andere fuchtelte wild mit einer Pistole herum. Als mich die beiden Typen mit der täuschend echt aussehenden Spielzeugpistole in der Hand erblickten, guckten sie sich verwundert an. Dann sagte der offensichtliche Anführer: „Scheiße, wir sind zu spät!"

„Lass uns abhauen!", grunzte der Kleinere.

Eine derart geballte Ladung Aufregung verkraftete die Kundin nicht. Ohnmächtig legte sie sich vor die Ladentheke. Erst durch die Kriminalbeamten erfuhr ich, dass sie einen Herzstillstand erlitten hatte. Allerdings wollten sie mir partout nicht glauben, dass ich die Apotheke als normaler Kunde betreten hatte. Selbst mein rotes Auge konnte die misstrauischen Beamten nicht überzeugen. Schnell spürte ich, dass ich nur zur Verbesserung ihrer miesen Aufklärungsquote herhalten sollte.

Auch der Staatsanwalt konnte kein Geständnis aus mir herauskitzeln und erklärte mir meine hoffnungslose Lage. Die Anklage würde auf bewaffneten Raubüberfall mit fahrlässiger Tötung lauten. „Wenn Sie sich nicht kooperativ zeigen", drohte er, „werde ich die Höchststrafe beantragen!" Und den Kriminalbeamten befahl er, mich endlich zur Behandlung in die Augenklinik zu bringen.

Als Untersuchungshäftling war ich sogar den Privatpatienten besser gestellt, denn ohne eine Minute warten zu müssen, wurde ich sofort ins Sprechzimmer des Dienst habenden Oberarztes vorgeführt. Und während er mein linkes Auge untersuchte, ließen mich die beiden Polizisten nicht aus den Augen.

„Sie haben eine verschleppte Iritis", diagnostizierte er schließlich, „also eine Entzündung der Regenbogenhaut."

Er gab mir Tropfen zur Weitstellung der Pupille und Tropfen zur Behandlung der Entzündung. „In zwei Tagen möchte ich Sie wieder sehen! Auf Wiedersehen!"

Und so kam es, dass mein Augenleiden exklusiv behandelt wurde, einschließlich des polizeilichen Bringe- und Abholdienstes. Während der erholsamen Zeit meiner Untersuchungshaft freundete ich mich sogar mit den Ermittlern an. Dichtes Gedränge herrschte stets im Verhörraum, wenn ich den Kriminalbeamten aus meinen Büchern vorlas. Endlich glaubten die Polizisten meiner Version. Schweren Herzens und gegen die ohnehin schlechte Quote, ließ der Staatsanwalt die Anklage fallen. Auch der Haftrichter drückte beide Augen zu.

Meine Iritis war inzwischen gut abgeheilt. Das Auge bereitete keinerlei Beschwerden mehr, nur noch eine schwache Rötung war zu sehen. Mit anderen Worten: Ich war noch einmal mit einem roten Auge davongekommen.

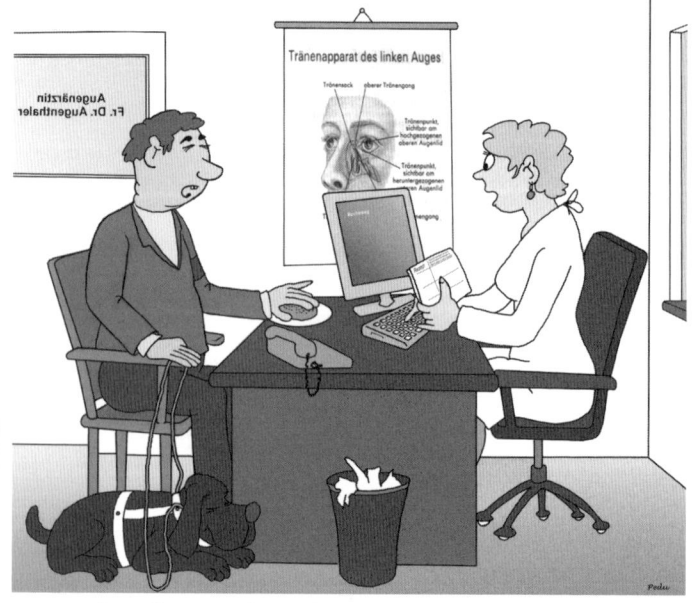

„Zwei geröstete Fliegenbeine auf drei Liter Mäuserin?"
„Das ist nicht das Rezept, Herr Levin. Sie haben mein
Sesambrötchen in der Hand!"

Hilfe, das Kind nadelt!

„Schmerzen sind eine sinnvolle Erfindung der Natur", behauptete Frau Dr. Hupffeld.

„Mir tun sie aber weh", protestierte ich.

„Schmerzen sind die ersten Alarmzeichen, wenn etwas nicht in Ordnung ist. Fehlt Ihnen etwas?"

„Ja, seit Tagen vermisse ich meine Kreditkarte."

„Herr Levin", stöhnte meine Hausärztin, „ich wollte wissen, ob Ihnen körperlich etwas fehlt!"

„Dr. Steinbeißer hat mir letzten Monat zwei Backenzähne gezogen."

„Lassen Sie Ihre blöden Witze!", schimpfte sie. „Sie sitzen nicht vor Ihrem Publikum. Zum letzten Mal! Was fehlt Ihnen?"

„Nichts, im Gegenteil. Ich habe etwas – und zwar Schmerzen." Ich hatte mich kurz nach Weihnachten mit akuten Beschwerden in der Leistengegend in ihre Praxis geschleppt. „Ich fürchte", sagte ich weiter, „ich habe einen Leistenbruch."

Frau Dr. Hupffeld untersuchte meinen Unterbauch, schüttelte dabei den Kopf wie die einst beliebten Wackeldackel in den Hutablagen.

„Einen Leistenbruch können wir ausschließen. Vielleicht ein leichter Blähbauch."

„Interessant. Dann bin ich wohl ein Blähboy?"

Sie rügte mich mit einem strengen Blick und fragte: „Wie ist Ihr Stuhl?"

„Etwas wacklig."

„Können Sie nicht einmal ernst bleiben?"

„Entschuldigung!", stammelte ich kleinlaut.

„Möglicherweise", fuhr sie fort, „handelt es sich um eine psychovegetative Überlagerung."

„Psycho…, was heißt das?"

„Organisch sind Sie völlig gesund. Die Schmerzen entstehen in Ihrem Gehirn und werden dann auf die entsprechende Körperregion projiziert."

„Sie denken ich bin verrückt?"

„So weit würde ich nicht gehen. Aber wir müssen abklären, ob die Beschwerden einen organischen Ursprung haben. Ich überweise Sie zu einem Internisten. Sollte der nichts finden, schicke ich Sie zum Orthopäden, vielleicht auch noch zu einem Rheumatologen, und zum Schluss lasse ich Sie von einem Neurologen abchecken."

„Frau Doktor", zweifelte ich, „ehe ich bei der heutigen Terminvergabe von vier Fachärzten untersucht worden bin, sind die längst in Rente oder tot."

„Bei welchem Internisten sind Sie in Behandlung?"

„Dr. Innig."

„Gehen Sie zu Dr. Wühler! Ist ein alter Studienfreund und grüßen Sie ihn von mir! Hier ist seine Adresse."

Ich warf einen Blick auf den Zettel und rief entsetzt: „Frau Doktor, das ist ja in Berlin."

„Na und, keine zwei Stunden mit dem ICE."

Der Berliner Internist fand trotz gründlicher Untersuchung weder etwas medizinisch Relevantes noch anatomisch Interessantes. Als ich spät abends völlig erschöpft ins Bett fiel, bemerkte ich plötzlich, dass meine Leistenschmerzen verschwunden waren. Hatte sich die Fahrt also doch gelohnt. Zufrieden schlief ich ein und hoffte auf ein paar ruhige Tage bis Neujahr.

Das Weihnachtsfest feierten wir im Kreis der Familie. Meine Tochter Claudia, damals schätzungsweise acht, hatte zwei wunderschöne Puppen bekommen. Eine weibliche und eine männliche Puppe. Es war der sehnlichste Wunsch unseres Einzelkindes, endlich Vater, Mutter ohne Kind spielen zu können.

„Warum ohne Kind?", wollten wir wissen.

„Kinder machen nur Ärger", erwiderte sie und hatte nicht ganz Unrecht.

„Aber Claudia, so etwas darfst du nicht sagen", sagte meine Frau. „Kinder bereiten viel Freude."

„Ja, ich weiß", entgegnete unser aufgewecktes Töchterchen, „besonders neun Monate vor der Geburt."

Am ersten Abend nach den Feiertagen hatten wir im Spätprogramm einen interessanten Bericht über Voodoo-Rituale gesehen. Claudia saß unterm Christbaum und spielte voller Hingabe mit ihren neuen Puppen. Der Sandmann hatte Urlaub.

Ein paar Tage nach meiner Berliner Gesundheitsfahrt verspürte ich plötzlich ein fürchterliches Stechen und Reißen in den Armen. Mit einem Gesicht, das die Leiden Christi widerspiegelte, hockte ich am Frühstückstisch. Ich hatte das Gefühl, durch meine Arme würde Starkstrom fließen. Jetzt hatte ich eine Vorstellung von der Grausamkeit des elektrischen Stuhles.

Meine Frau tat, als würde sie von meinen gesundheitlichen Problemen nichts mitbekommen. Kein bisschen Beistand, von Mitgefühl ganz zu schweigen. Deshalb schwieg ich. Als Hypochonder war ich bei ihr unten durch. Meine Frau lebt streng orthopädisch – ach nein, ich meine natürlich orthodox, denn sie hält sich an die Bibel der Kassenpatienten, die Apotheken-Umschau. Erst letztens hatte ich dermaßen stechende Schmerzen im rechten Knie, dass ich kaum laufen konnte. Ihr einziger Kommentar: „Verschone mich mit deiner Krankenakte!"

„Liebling", hauchte ich gequält, „ich leide höllische Qualen."

„Ich glaub dir kein Wort", schmettere sie mich ab, „wenn du wirklich so elend dran wärst, wie du immer tust, dann hättest du längst schon eine ordentliche Versehrtenrente oder ich eine vernünftige Witwenrente."

Still schlürfte ich meinen Kaffee, konnte kaum die Arme heben. Meine Frau blieb unbeeindruckt. Im Gegenteil belästigte sie mich doch allen Ernstes mit der Frage: „Weißt du, wo meine Stecknadeln sind?"

Schweigend erhob ich mich und schlich zu meiner Hausärztin, die zum Glück Bereitschaftsdienst hatte.

„Ach, der Herr Levin", begrüßte mich Schwester Ingeborg mit einem abfälligen Unterton und schob ihr Kreuzworträtsel zur Seite. „Hätte mich auch gewundert, wenn Sie mal ein paar Tage ohne ärztlichen Beistand auskommen würden."

„Schwester, mir geht's wirklich hundeelend", erklärte ich. „War Berlin erfolgreich?"

„Ja, aber jetzt tun mir die Arme weh."

„Klar doch, die Feiertage schlagen vielen aufs Gemüt, besonders den Armen. Ach ja, Herr Levin, da Sie gerade da sind, 17-waagerecht: Eingebildeter Kranker – elf Buchstaben?"

„Sterbender."

In diesem Moment trat Frau Dr. Hupffeld aus ihrem Arztzimmer: „Herr Levin, wie war Berlin?"

Ich gab ihr einen braunen Umschlag mit dem Befund des Internisten.

„Wie ich schon vermutet habe, Herr Levin. Sie sind völlig gesund. Die Schmerzen in der Leiste entspringen ihrer Einbildung."

„Frau Doktor, es ist mir furchtbar peinlich. Die Schmerzen sind weg."

„Na, ist doch wunderbar."

„Ja, aber so schnell wie sie sich in Luft aufgelöst haben, waren plötzlich die Schmerzen in den Armen da."

„In den Armen?"

„Seit heute Morgen."

Als ich ihr bis ins kleinste Detail die aktuellen Symptome beschrieben hatte, sagte sie plötzlich: „Ich glaube, Sie sind ein Fall für die Wissenschaft. Sie sollten Ihren Körper der medizinischen Fakultät überlassen."

„Frau Doktor, meinen Körper bekommt niemand. Sie selbst sagten doch, ich wäre organisch völlig gesund."

„Dann spenden Sie Ihren Kopf, oder wenigstens Ihr Gehirn!"

„Frau Dr. Hupffeld", wurde ich deutlicher, „auch wenn ich manchmal etwas kopflos bin …"

„Nein, nein", fiel sie mir lachend ins Wort, „doch erst nach Ihrem Ableben. Werden Sie Körperspender! Damit tun Sie in Ihrem Leben einmal etwas Vernünftiges."

Dezent überhörte ich ihre unterschwellige Anspielung. Mit Hausärzten darf man es sich nicht verschmerzen. Schließlich stellen sie den Totenschein aus. Und ich sollte

Recht behalten. Wenige Tage später humpelte ich zu ihr —
mit qualvollen Muskelzuckungen in den Beinen. Auch diese
Symptome stellten sie vor ein Rätsel. Ebenso die Tage später
plötzlich auftretenden Rückenbeschwerden. Völlig aus heite-
rem Himmel hatten sich diese Nadelstichschmerzen wie ein
Seidentuch über meine Lendenwirbel gelegt. Zu einem Win-
keleisen gekrümmt, torkelte ich in ihre Praxis.

Unterwegs traf ich zwei mitfühlende Rentnerinnen. „So
jung", sagte die eine, „und schon Morbus Bechterew."

„Nein, nein", stellte ich umgehend klar, „ich habe nur zu
oft älteren Damen die schweren Einkaufstaschen geschleppt."

Frau Dr. Hupffeld, die mir spätestens jetzt glaubte, war
am Ende mit ihrem Latein.

Inzwischen war ich für die medizinische Forschung ein
interessantes Studienobjekt. Berühmte Wissenschaftler,
zahlreiche Fachärzte, ja selbst Nobelpreisträger rissen sich
um meinen wundersamen Körper, der fast täglich neue
Krankheitsbilder zu Tage förderte.

Man schaute in jede Zelle meines geheimnisvollen Kör-
pers. Derart gründlicher Untersuchungen erfreuten sich
nicht einmal die größten Staatsoberhäupter. Eine mögliche
Quelle wurde allerdings nicht gefunden. Sämtliche Körper-
flüssigkeiten wurden auf Erreger, Bakterien, Viren und sons-
tige Keime untersucht. Wieder nichts.

Um mich rund um die Uhr beobachten zu können, wurde ich in ein Quarantänezimmer der Uniklinik gesperrt und
an sämtliche Messgeräte angestöpselt. Die Untersuchungen
brachten keine gesicherten Ergebnisse. Die Ärzte und anderen wissenschaftlichen Mitarbeiter spornte dieser myste-
riöse Fall zu Höchstleistungen an. Auf Grund der Einmalig-
keit, dies hatte der Geheimdienst herausgefunden, war die
amerikanische wie auch die russische Pharmalobby an meinem Körper interessiert — tot oder lebendig. Es herrschte
die höchste Sicherheitsstufe. Mein Krankenzimmer musste
rund um die Uhr von einer Spezialeinheit des BKA bewacht
werden. Im Zimmer selbst hielten sich zwei bewaffnete Mili-

tärärzte auf, um notfalls ihr seltenes Forschungsobjekt unter Einsatz meines Lebens zu verteidigen.

Nur meine Frau, die beim ersten Besuch den Stationsarzt fragte: „Wo finde ich den Simulanten?", und meine Tochter erhielten Besuchserlaubnis. Und dann, zur großen Verblüffung der Ärzte, klärte sich das Geheimnis schlagartig auf. Claudia hatte ihre beiden Puppen mitgebracht. Mir fiel sofort auf, dass in der männlichen Puppe mehrere von meiner Frau vermisste Stecknadeln wie in einem Nadelkissen steckten. Sie saß an dem kleinen Tisch und spielte mit ihren Puppen, indem sie eine Nadel herauszog und an anderer Stelle wieder hineinsteckte. Ich sah gerade, wie sie eine Nadel ins Bein der männlichen Puppe bohrte und spürte im gleichen Augenblick einen stechenden Schmerz im Oberschenkel.

„Claudia, was tust du da?", fragte ich das Kind. Die Ärzte verstummten plötzlich und sahen verdutzt zu meiner Tochter.

„Ich spiele Voodoozauberer." – Mir ging eine ganze Festtagsbeleuchtung auf. „Außerdem", fügte sie hinzu, „will ich mal Akupunkturistin werden."

„Und warum bohrst du die verdammten Nadeln nicht in die andere Puppe?", fragte ich sie.

„Vati!", rief das Kind mit entsetzten Augen. „Ich will doch Mutti nicht wehtun."

Nase voll

Ärzte sagen uns Patienten ungern die Wahrheit. Entweder, weil sie sie selbst nicht kennen oder weil sie einfach keine Ahnung haben. Manchmal vielleicht aus beiden Gründen.

Jahrelang laborierte ich an einem sporadisch auftretenden Schnupfen, der gar kein Schnupfen war. Doch kein Arzt fand die wahre Ursache. Sie beließen es der Einfachheit halber bei Schnupfen, der ihnen zwar nur ein bescheidenes Honorar einbrachte, dafür aber keine weiteren Scherereien bereitete, außer mir natürlich.

Zur Entlastung der Mediziner möchte ich einräumen, dass sämtliche Symptome auf Schnupfen hindeuteten. Meine Nase verhielt sich wie zur besten Grippezeit – außen rot und innen schleimig. Also suchte ich meinen HNO-Arzt Dr. Nassauer auf. Er hatte mich bereits als Grundschüler wegen chronischer Nasenblutungen behandelt. Inzwischen glich er seinem Praxismobiliar – beide waren in die Jahre gekommen, und akribisch zählte er die Tage bis zum Ruhestand.

„Treten die Beschwerden plötzlich auf?", fragte Dr. Nassauer.

„Ja, Herr Doktor."

„Mit starken Schwellungen der Nasenschleimhäute?"

„Genau."

„Gerötete und tränende Augen?"

„Ja."

„Unkontrollierte Niesattacken?"

„Richtig."

„Dann kann ich Ihnen leider nicht helfen."

„Wieso?"

„Das Problem haben sehr viele Patienten", murmelte Dr. Nassauer. „Und kein Mensch weiß warum."

„Aber es muss doch einen Grund geben."

„Hatten Sie eine Erkältung in letzter Zeit?"

„Nein."

„Und davor?"

„Auch nicht."

Dr. Nassauer nahm ein zangenähnliches Instrument und dehnte meine Nasenlöcher so weit auf, dass ich das Gefühl hatte, er wolle mit seinen Fleischerhänden hineinfahren. Mit einer Art Lupe mit Minischeinwerfer sah er sich in meiner Nase um wie Kriminalbeamte bei einer Drogenrazzia. Etwas Auffälliges konnte er nicht finden.

„Alles in bester Ordnung", versicherte er und schlug mir einen Allergietest vor. Dieser endete negativ. „Kommen Sie wieder", schob er mich sanft zur Tür hinaus, „wenn es wieder einmal ganz besonders schlimm ist."

„Aber Herr Doktor", jammerte ich, „jetzt ist es ganz besonders schlimm."

„Mag sein, aber im Moment kann ich nichts finden."

Der nächste Anfall ließ nicht lange auf sich warten. Bereits eine Woche später, ich saß am Computer und schrieb eine lustige Geschichte über Augenärzte, die nur ungern ein Auge zudrücken, kündigte sich ein Ausbruch der Stärke Zwölf an. Meine geschwollenen Nasenschleimhäute blubberten wie Islands Geysire.

Ich eilte zu Dr. Nassauer, dessen Praxis geschlossen war. An der Tür hing ein Zettel. Wegen Übergabe und Renovierung übernähme Frau Dr. Bohne-Schmalz die Vertretung.

Ihr Wartezimmer war zum Bersten überfüllt. Kein einziger Sitzplatz. Da kam mir ein eruptiver Niesanfall zu Hilfe. Ich spürte ein starkes Kribbeln bis zur Stirnhöhle hinauf. Meine Atmung funktionierte nur noch stoßweise. Ich hechelte wie eine Erstgebärende und durchwühlte hektisch meine Hosentaschen nach einem Taschentuch. Doch die magere Ausbeute bestand aus einem angelutschten Eukalyptusbonbon, einem abgebrannten Zündholz und einem Kondom – der einzige unbenutzte Gegenstand. Ein Taschentuch fand sich leider nicht, und dem Schnupfen war das egal. Meine Hände wollte ich jedenfalls nicht beschmutzen, und so wandelte sich der Anfall von einem Unfall zum Glücksfall. Als ich die Augen öffnete, waren drei Stühle frei.

„Vielen Dank", sagte ich in die Menge.

Hasserfüllte Blicke schlugen mir entgegen.

„Eine elende Schweinerei ist das", röhrte eine ältere Dame und tupfte ihr Gesicht trocken.

„Wohl noch nichts von Hygiene gehört?", plärrte eine großbusige Endfünfzigerin, der, ihrer Körperfülle geschuldet, nicht mehr die Flucht gelungen war.

„Doch", versicherte ich, „was glauben Sie, warum ich meine Hände in die Luft gestreckt habe?"

„Eine feine Art, sich Freunde zu machen", echauffierte sich eine Dame vom Modell Gymnasiallehrerin.

„Tut mir leid", lenkte ich ein, „aber ich habe meine Taschentücher ver... he... he... he..." – Von allen Seiten streckten mir aufmerksame Patienten Zellstoff entgegen. Dieses Mal rechtzeitig. Und sie setzten sich bei der Sprechstundenhilfe vehement dafür ein, dass ich als Nächster zur Ärztin vorgelassen werde.

Frau Dr. Bohne-Schmalz war mir sofort sympathisch. Sie näherte sich meinem Problem von einer völlig anderen Seite. Nachdem ich ihr meine Symptome beschrieben und Dr. Nassauers Untersuchungsergebnisse mitgeteilt hatte, begann ein regelrechtes Verhör. „Sind die Anfälle morgens besonders schlimm?"

„Eine Katastrophe, Frau Doktor."

„Und tagsüber?"

„Wird's noch schlimmer."

„Abends?"

„Nicht mehr auszuhalten."

„Gibt es Jahreszeiten mit auffälliger Häufung?"

„Nein. Im Sommer genau so oft wie im Winter."

„Und im Herbst?"

„Dasselbe wie im Frühjahr."

„Und konnten Sie einen Unterschied zwischen geschlossen Räumen und der freien Natur feststellen."

„Nein. Meine Schleimhäute sind nicht wählerisch."

In ihrem Gesicht spiegelte sich eine gewisse Ratlosigkeit. Aber Frau Dr. Bohne-Schmalz wollte nicht zugeben, dass sie vor einem Rätsel stand. Stattdessen drückte sie mir eine

Nierenschale in die Hand, die ich unters Kinn halten sollte. Die Ärztin tränkte einen Wattebausch in einer farblosen Flüssigkeit und sagte beiläufig, dass es jetzt etwas unangenehm werden würde. Und während sie meine Nasenflügel aufspreizte, rammte sie mir den Wattebausch bis unter die Schädeldecke. Ein unangenehmer Schmerz fräste sich bis ins Zentralnervensystem, wobei er den Weg über den Sehnerv genommen haben musste. Ich fühlte mich wie ein zu mumifizierender ägyptischer Pharao, dem man das Gehirn durch die Nasen absaugt.

„Nun", lächelte Frau Dr. Bohne-Schmalz, „bekommen Sie wieder Luft?"

„Von … von Atemproblemen … war … war nie … nie die Rede", röchelte ich und rieb mir die tränenden Augen. Man sollte nie die Rachemöglichkeiten von Ärzten unterschätzen – sie sind die Herren über Giftschränke und Totenscheine!

Ein paar Wochen später, als sich meine Schleimhäute von den Verätzungen erholt hatten, lief meine Nase wieder zur Höchstform auf. Sie schleimte wie ein katzbuckelnder Abteilungsleiter, der beim cholerischen Chef rektalen Zugang sucht.

Ich ging zu Dr. Flüsterer, dem Nachfolger meines alten HNO-Arztes. Ehe ich mein Anliegen vortragen konnte, beklagte sich der Jungmediziner, dass so wenig Patienten in seine Sprechstunde kämen und er keine Erklärung dafür hätte. „Dabei hat mir Dr. Nassauer eine ansehnliche Patientenkartei hinterlassen."

„Sie müssen den Leuten Zeit geben", sagte ich. „Ihr Vorgänger hat angeblich über dreißig Jahre versucht, seinen Patienten zu helfen."

„Angeblich?"

„Nein, vergeblich."

Dr. Flüsterer sah mich mit dem Blick jener Frauen an, die beim Tanzen erst nach Mitternacht aufgefordert werden. „Und was kann ich für Sie tun?"

Ich schilderte ihm mein Problem, und er untersuchte mich, wie mich bisher noch kein HNO-Arzt untersucht hatte. Dann stellte er nüchtern fest: „Sie haben chronisch veränderte Nasenschleimhäute. Damit werden Sie leben müssen."

„Gibt es keine Aussicht auf Heilung?", fragte ich entsetzt.

„Leider. Man kann die Beschwerden nur lindern, indem Sie regelmäßig Ihre Nase spülen, mit Emsersalz. Haben Sie eine Nasendusche?"

„Nein, nur eine Badewanne", antwortete ich irritiert.

„Sie brauchen dringend eine Nasendusche!"

„Und was kostet so ein Einbau?"

Dr. Flüsterer lachte, ehe er mir dieses Wunderwerk von medizinischem Heilgerät erklärte. Seine Ausführungen klangen recht verlockend. Ich war plötzlich ganz verrückt nach so einem Apparat, beziehungsweise der Linderung, die er mir zweifellos bescheren würde.

„Und woher bekomme ich so eine Nasendusche?", wollte ich wissen. „Ich zahle jeden Preis. Hauptsache, sie ist nicht zu teuer."

„Herr Levin", strahlte er, „Nasendusche inklusive vier Beutel Nasenspülsalz – diese Woche im Angebot, für nur 10,99 €"

„Wo?"

„Bei mir."

„Sie verkaufen diese Geräte?", stutzte ich.

„Nach der letzten Gesundheitsreform", erklärte er, „sind Ärzte mehr denn je auf kleine Nebenverdienste angewiesen. Also, was ist?"

„Einverstanden, ich nehme eine Dusche."

„Eine kluge Entscheidung. Aber mit vier Beuteln kommen Sie nicht weit."

„Nicht?"

„Ich gebe Ihnen ein Päckchen Emser Nasenspülsalz mit 50 Beuteln dazu – für, sagen wir nur 13,79 €"

Ohne meine Zusage abzuwarten, war Dr. Flüsterer aufgesprungen und hatte einen zweiflügligen Wandschrank geöffnet, bis oben hin mit Nasenduschen und Emsersalz gefüllt.

Als ich nach Hause kam, probierte ich die Dusche sofort aus. Wie der Arzt erklärt hatte und wie es die Beschreibung verlangte, füllte ich den Behälter mit lauwarmem Wasser und gab einen Beutel Salz dazu. Kräftig schütteln, stand in der Beschreibung, bis sich das Salz vollständig aufgelöst hat. Das Salz dachte aber nicht daran, sich aufzulösen und vollständig schon gar nicht. Nach zwanzig Minuten war das lauwarme Wasser kalt.

Ich beschloss die Nasendusche trotzdem durchzuführen, denn meine Schleimhäute sehnten sich nach Beruhigung. Nachdem ich den Flascheninhalt fast vollständig durch meine Nase gezutscht hatte, waren meine Schleimhäute alles andere als besänftigt. Sie waren aufgewühlt wie seichtes Wasser, durch das man barfuss stakt, und bescherten mir einen Niesanfall, wie ihn noch kein Nasenbär erlebt haben dürfte.

Am anderen Morgen, mein Riechorgan ähnelte einer knolligen Trinkernase, saß meine Frau verdächtig schweigend am Frühstückstisch. Mein freundliches „Guten Morgen, Schatz!" ignorierte sie, und dem Morgenküsschen wich sie mit finsterer Miene aus.

Gedankenlos setzte ich mich, wollte Kaffee einschenken, aber die Kanne war leer. Ein Brötchen hatte sie mir auch nicht aufgebacken. „Ist der Kaffee schon alle?", fragte ich.

„Der Herr erwartet doch nicht etwa", sprach sie von mir in der dritten Person, „dass ich ihm Kaffee koche, während er an wildfremde Weiber denkt!"

„Was für Weiber?"

„Wildfremde!"

„Vollbusige?"

„Hier, du Mistkerl, lies!", befahl sie mir und zeigte auf einen Artikel in der Zeitung. Britische Ärzte waren durch jahrelange Untersuchungen einer Sensation auf die Schliche gekommen. Wenn ein Mann urplötzlich niesen muss, könnte das ein Hinweis sein, dass er gerade an Sex denkt. Die fett gedruckte Schlagzeile lautete: „Gedanke an Sex kann Niesen auslösen".

50

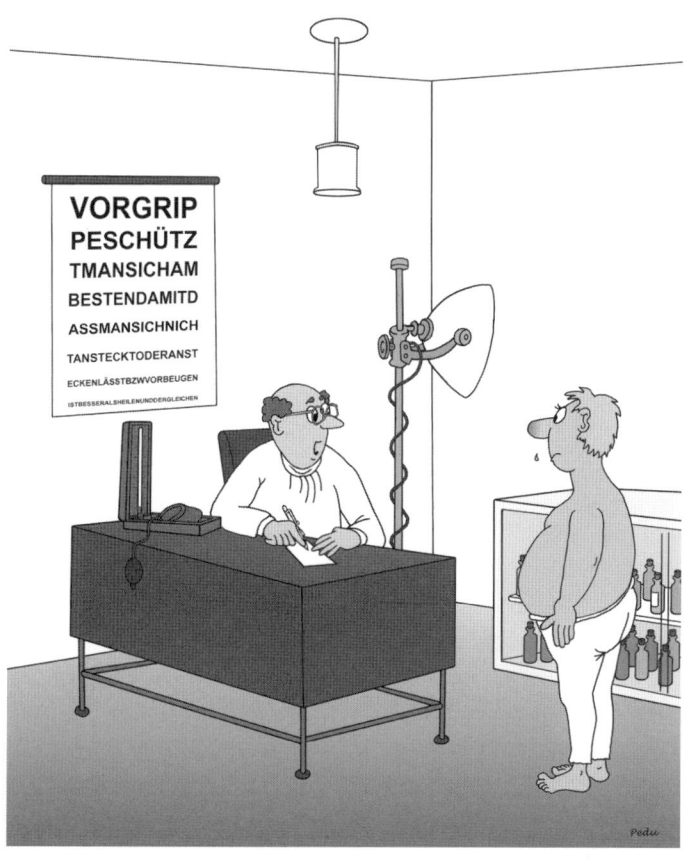

„Ich schreibe noch eine Empfehlung an die Agentur für Arbeit. Mit der Nase können Sie in jedem Zirkus auftreten."

„Schatz", versuchte ich meine Frau zu beruhigen, „das ist Konjunktiv …"

„Völlig egal, wie du diesen Saukram nennst."

„Außerdem", versuchte ich, meine Frau zu beschwichtigen, „habe ich gar keine Zeit, an andere Frauen zu denken."

„Interessant", kreischte meine Frau auf, „aber wenn du mehr Zeit hättest, würdest du gern an andere Frauen denken!"

„Völliger Quatsch", wehrte ich ab. „Außerdem steht hier, der Doktor habe festgestellt, dass die Ursachen für dieses Phänomen im autonomen Nervensystem liegen."

„Typisch! Bei dir haben immer die anderen schuld."

„Aber Liebling, verstehst du nicht. Die Wissenschaftler halten es für ein evolutionäres Überbleibsel. Hier steht eindeutig: 'Manchmal geraten die Signale in diesem System durcheinander …"

„Ich gerate auch gleich durcheinander!"

„Aber es ist doch besser, man muss niesen, wenn man an Sex denkt, als umgekehrt."

„Um eine Ausrede warst du noch nie verlegen. Aber wenn ich sehe, wie oft du diese Niesanfälle bekommst, das ist schon sehr verdächtig."

„Das eine hat doch mit dem anderen nichts zu tun."

„Mich kannst du nicht hinters Licht führen. Denkst du, ich habe vergessen, was für eine Sexbestie du warst!"

„Mein Gott, das ist über zwanzig Jahre her."

„Du hast eine andere. Eine Frau fühlt so etwas."

„Völliger Schwachsinn! – Es gibt keine andere."

„Sag schon! Wie heißt diese Schlampe?"

„Na hör mal! Sie ist keine Schlampe."

Und dann geschah ein Wunder, ein echtes Wunder. Seit diesem Tag waren die Niesanfälle verschwunden – und meine Frau natürlich auch.

Nichts für starke Nerven

Im Gegensatz zu Gefängnissen kommt man in Nerven-heilanstalten schneller rein als raus. Dabei muss man nicht einmal verrückt sein, aber es erleichtert die Sache unge-mein. Bei der Strafverfolgung gilt noch immer die Un-schuldsvermutung. Um einen Halunken verurteilen zu kön-nen, muss ihm seine Schuld zweifelsfrei nachgewiesen werden. In der Psychiatrie ist es genau umgekehrt. Der Patient muss beweisen, nicht verrückt zu sein. Ein fast aus-sichtsloses Unterfangen.

„Ich brauche dich, dringend!" Moosbach klang nervös.

„Tut mir leid", wehrte ich ab, „mein nächstes Buch, der Abgabetermin …"

„Also gut, in einer Stunde im Geschäft!"

Ehe ich etwas erwidern konnte, hatte dieser Gauner auf-gelegt. Moosbach betrieb einen florierenden Laden für Haushaltgeräte aller Art, einschließlich Reparaturservice. Wann immer er personelle Probleme hatte, bat er mich, ein paar Tage auszuhelfen, meist als Telefonistin. Den Lohn zahlte Moosbach pünktlich, wenn auch nicht in ausreichender Menge. Dafür war meine Aufgabe relativ einfach. Ich musste am Telefon sitzen und brauchte nur zu warten, bis es klin-gelte. Wenn es klingelte, nahm ich den Hörer ab, hörte mir das nervige Kundengejammer an und vereinbarte Repara-turtermine. Zwischendurch fand ich Zeit, an meinen Texten zu arbeiten. Ich verdiente also Geld, während ich Geld ver-diente.

Der Vormittag verlief ruhig. Ein paar kaputte Waschma-schinen, ein streikender Trockner und ein defekter Elektro-herd waren die magere Ausbeute. Ich nahm die Aufträge entgegen und verabredete Termine. Mit meinen Texten kam ich gut voran. Am späten Nachmittag bekam ich eine Frau an die Strippe, die einem juckenden Ekzem glich – sie war völ-lig aufgekratzt. Die verwirrte Dame faselte etwas von einem Geschirrspüler, der seinen Geist aufgeben hätte. Obwohl mich Moosbach nicht für Telefonseelsorge bezahlte, versuchte ich, die Anruferin mit einem Scherz zu beruhigen. Und so sagte ich: „Da haben Sie wohl jetzt einen Spülverderber?"

Damit war ich voll ins Fettnäpfchen getreten, denn die Dame war gesegnet mit dem Humor einer afrikanischen Stabheuschrecke. Hysterisch kreischte sie in die Muschel: „Schicken Sie sofort einen Monteur vorbei!"

„In Ordnung. Passt es Freitag gegen elf?"

„Sofort! Ich sagte sofort!"

„Wir sind momentan personell unterbesetzt", erklärte ich.

„Sagen Sie Moosbach", schnaubte sie wütend, „wenn nicht binnen einer Stunde jemand hier ist, kündigen wir den Servicevertrag!"

Ich rief Moosbach auf dem Handy an. „Das Parkkrankenhaus sagst du?"

„Genau, psychiatrische Abteilung."

„Verflucht", fluchte Moosbach, „das ist einer meiner besten Kunden. Uwe, pass auf! Du musst das übernehmen!"

„Ich habe doch überhaupt keine Ahnung."

„Das wissen die doch nicht. Schnapp dir den kleinen Werkzeugkasten und fahr sofort hin!"

„Wie stellst du dir das vor?"

„Lass dir das Gerät zeigen, fummle etwas dran herum, und dann sagst du, der Anlaufkondensator wäre defekt. Muss erst bestellt werden. Den Rest übernehme ich."

Als ich in der Klinik eintraf, erwartete mich die Verwaltungschefin höchstpersönlich. An ihrer Stimme, rau wie dreiundsechziger Schmirgelpapier, erkannte ich die Anruferin. Sie stieß die Sicherheitstür auf und deutete mit einem Kopfnicken an, dass ich eintreten solle. Wir liefen endlos lange und immer wieder abgewinkelte Korridore entlang.

Plötzlich versperrte uns ein etwa sechzigjähriger Patient den Weg und bedrohte uns mit einem Plastiklineal. „Halt, was hat der Fremde in den Gassen Roms zu suchen?", rief er.

„Tiberius!", schimpfte sie. „Behandelt man so einen Gast?"
Verschämt gab er den Weg frei, und ich flüsterte dem römischen Imperator ins Ohr: „Ätsch, dein Schwert ist stumpf."

Mit einem Blick des Entsetzens starrte er auf sein Plastiklineal und schrie: „Tiberius will ein neues!"

Wir gingen weiter, da erklärte sie: „Ehemaliger Geschichtslehrer. Hatte einen schweren Nervenzusammenbruch. Sehr trauriger Fall. Opfer einer verfehlten Schulpolitik."

Als nächstes durchquerten wir einen schlicht möblierten Besucherraum. Eine Frau in den Fünfzigern, knallrote Haare und geflochtene Zöpfe, saß allein und spielte in Gedanken versunken mit einer Puppe. Als sie uns bemerkte, sprang sie auf und fasste mich an der Hand. „Hallo, Onkel", begrüßte sie mich und rollte dabei so merkwürdig mit den Augen. „Ich bin Pippi Langstrumpf."

„Und ich bin Käpt'n Blaubär."

Die Augen erstaunt aufgerissen, stürzte sie davon und rief mit glockenheller Stimme: „Käpt n Blaubär ist da, Käpt n Blaubär ist da …"

„Unterlassen Sie bitte diese Scherze!", warnte sie mich. „Das war Claudia Roth."

„Verstehe. Sie leidet wohl unter dem Machtvakuum?"

„Sie sagen es."

„Darf ich annehmen, dass Horst Seehofer auch hier ist?"

„Noch nicht."

„Und Gerhard Schröder?"

„Belegt im Moment einen Therapieplatz bei Gazprom."

„Und wie reagiert man auf diese Verrückten?"

„Mit Respekt! Und dann sind es keine Verrückten, sondern Patienten. Sie sind posttraumatisiert, leiden unter einer manifestierten Persönlichkeitsspaltung, nicht selten mit suizidalen Bestrebungen."

„In Ordnung. Ich werde es beherzigen."

„Wenn ein Patient zu Ihnen sagt, er wäre Napoleon, dann antworten Sie: 'Schön, dass wir uns mal persönlich kennen lernen, Monsieur Bonaparte."

Endlich hatten wir die Küche erreicht. Ich trat vor den Geschirrspüler und strich über die seltsam angebrachte Tür. „Na schön", sagte ich, „dann werde ich mich mal ans Werk machen."

„Das ist übrigens unser Kühlschrank", bemerkte sie mit gefrorener Stimme.

„Ich habe mich schon gewundert", hüstelte ich verlegen, „Geschirrspüler haben ja innen kein Licht."

„Ich lasse Sie jetzt allein", sagte sie, „ich habe gleich Feierabend."

Als sie verschwunden war, zog ich ein Buch aus dem Werkzeugkasten und setzte mich auf die Arbeitsplatte neben der Edelstahlspüle. Genüsslich vertiefte ich mich in die Lektüre. Nach einer halben Seite unterbrach ich, denn ich fröstelte. Die Küche war unbeheizt. Da bemerkte ich einen dieser blauen Patientenkittel, der an der Tür hing. Am Revers steckte ein Namensschild mit der Aufschrift: Dieter Knülchmann. Ich streifte ihn über und setzte mich auf die Arbeitsplatte zurück. Ein verhängnisvoller Fehler, ich konnte ja nicht ahnen, dass dieser Knülchmann in den Morgenstunden ausgebüxt war.

Nach zwei Geschichten, Zeit genug, um festgestellt haben zu können, dass der Anlaufkondensator seinen Geist aufgegeben hatte, packte ich das Buch zurück und wollte die Küche verlassen. Aber die Tür hatte keine Klinke.

Übers Handy wollte ich Hilfe rufen, aber Fehlanzeige! Es lag im Auto. Ich war eingesperrt, eingesperrt in einem Irrenhaus, in dem jeder glaubt, ein anderer zu sein. Ich klopfte an die Tür. Ohne Erfolg. Ich klopfte heftiger. Nichts passierte. Langsam bekam ich Panik, und wie ein Wahnsinniger trommelte ich gegen die Tür. Niemand schien mich zu hören. Ich lauschte ein paar Minuten. Nichts! Mit zwei Suppenkehlen, die über dem Herd hingen, trommelte ich in wilder Ekstase gegen die Tür wie der legendäre Schlagzeuger Charlie Watts von den Rolling Stones. Ohne Resultat.

Plötzlich spielte mein Stoffwechsel verrückt. Die Aussichtslosigkeit, eine Toilette erreichen zu können, vor allem

rechtzeitig, versetzte meinen Darm in hektische Betrieb-
samkeit. Völlig überhastet streckte und zog er sich zusammen wie ein sächsischer Regenwurm auf der Flucht. Vielleicht zehn Minuten hielt ich dem aufgestauten Druck stand,
dann zwang mich das Schicksal in die Knie. Nicht umsonst
heißt es: Angst kann Berge versetzen. Und was für Berge.

Erleichtert zog ich die Hose hoch und legte den Deckel
auf den Suppentopf zurück. Da hörte ich schwere Schritte.
Die Tür wurde aufgestoßen, und zwei ukrainische Pfleger,
neben denen ich wirkte wie ein schmächtiger Polo zwischen
zwei Geländewagen, stürmten die Küche. „He, Towa-
rischtschi", rief der eine, „hier du dich verstecken."

„Ich habe mich nicht versteckt", grunzte ich. „Und nun
lasst mich endlich raus hier!"

Sie packten mich an den Oberarmen wie einen Schwerkri-
minellen und schleiften mich die langen Flure entlang. Ehe ich
mich versah, fand ich mich in einem angenehm weich ge-
polsterten Zimmer wieder, das wegen seiner runden Form
weder Ecken noch Kanten aufwies. Auch die Tür war erstklas-
sig gepolstert, ließ sich aber leider nur von außen öffnen. Ich
konnte jetzt nur abwarten. Die Sache würde sich schon auf-
klären. Da ging die Tür auf, und ein Arztkittel trat ein.

„Guten Tag", stellte er sich vor. „Keine Angst! Ich bin Dr.
Zappler, der Stationsarzt."

„Dann können Sie mir ja sicher sagen, warum man mich
gefangen hält?"

„Sie werden nicht gefangen gehalten", amüsierte sich der
Seelenklempner. „Sie sind als Patient hier, ein großer Unterschied, Herr Knülchmann."

„Herr Doktor, mein Name ist Levin. Ich bin der bekannte
Satireautor."

„Na logisch, wie ich das nur vergessen konnte."

„Hören Sie zu, ich bin nicht verrückt!"

„Klar, das ist hier keiner."

„Ich kann es beweisen. In der Küche steht ein Werkzeugkasten, in dem liegt ein Buch mit köstlichen Satiren von Ki-
shon. Wie kann ich verrückt sein, wenn ich so ein Buch lese?"

„Ich will ehrlich zu Ihnen sein", antwortete Dr. Zappler, und ich schöpfte Hoffnung. „Ich weiß es nicht. Wir haben hier Patienten, die lesen Freud, Nietzsche, Karl Marx und die BILD-Zeitung."

„Nicht zu fassen!", stöhnte ich und hob die Stimme. „Mit meinen Nerven", wurde ich lauter bis ich schließlich schrie, „ist alles in bester Ordnung."

„Gewiss."

„ICH BIN NICHT VERRÜCKT!"

„Sie können unbesorgt sein, Herr Knülchmann, ein ganz typisches Symptom."

Blind und rasend vor Wut stürzte ich mich auf Dr. Zappler. Ich hatte total die Beherrschung verloren und schlug auf den Arzt ein, der nach den ukrainischen Schraubstöcken rief. Diese eilten ihm zu Hilfe und verpassten mir so etwas wie eine Schutzimpfung. Dann wurde es still um mich, ganz still …

Als ich wieder zu mir kam, trug ich eine schlicht geschneiderte Jacke mit viel zu langen Ärmeln, auf dem Rücken hübsch verknotet. Nüchtern realisierte ich meine Situation, die nicht viel Grund zur Hoffnung gab.

Mitten in meine Gedanken trat Dr. Zappler. „Haben Sie sich beruhigt?"

„Einigermaßen."

„Prima. Dann können wir ja die Therapie fortsetzen."

„Doktor, jetzt mal im Ernst, ich bin wegen des defekten Geschirrspülers hier."

„Verstehe", murmelte Dr. Zappler nachdenklich. „Dann halten Sie sich für einen Haushaltgerätetechniker."

„Ja, richtig", rief ich erleichtert.

„Und Sie sind nicht der bekannte Satiriker?"

„Doch, auch."

„Oh, dann ist der Fall äußerst schwierig. Dreifach gespaltene Persönlichkeit, das kann Jahre dauern, Herr Knülchmann."

„Ich bin nicht dieser Knülchmann!"

„Ihr Name ist Levin, und Sie sind Service-Techniker?"

„Genau", atmete ich erleichtert auf.

„Und Sie haben den Geschirrspüler repariert?"

„Ja, das heißt nein – der Anlaufkondensator ist kaputt."

„Woher wissen Sie das?"

„Moosbach hat das gesagt."

„Hat Moosbach den Geschirrspüler untersucht?"

„Nein."

„Wie kann er dann wissen, welches Teil defekt ist? – Mann, oh Mann, Sie reden reichlich verworrenes Zeug. Aber keine Sorge, wir bekommen Sie wieder hin und dann werden Sie …"

„Dr. Zappler", winselte ich wie ein Delinquent, „ich bin völlig normal – bitte glauben Sie mir! Stellen Sie mir eine mathematische Aufgabe, und ich löse sie im Handumdrehen!"

„Gut", lenkte er ein. „Wurzel aus 784?"

Ich grübelte eine Weile und sagte schließlich: „Hätten Sie eventuell etwas mit Plus oder Minus?"

„Kommen Sie mit! Ich zeige Ihnen etwas."

Er brachte mich in ein Zimmer mit dutzenden von Monitoren. Einer zeigte die Lehrküche.

„Aus Therapiegründen studieren wir das Verhalten unserer Patienten", erklärte Dr. Zappler. „Alle Klinikbereiche werden videoüberwacht."

Mir schwante Böses.

„Andreas, legst du mal das Band von der Lehrküche ein!", bat er einen der beiden Überwachungsangestellten.

Als ich den Streifen von minderer Qualität sah, wurde mir einiges klar. Den Geschirrspüler hatte ich nicht angerührt, wie die Aufnahme eindrucksvoll bewies. Ich saß lesend auf der Platte und bohrte dabei genüsslich in der Nase. Und dann die Sache mit der überhasteten Notdurft. Sehr peinlich.

Dr. Zappler sagte: „Wir bringen Sie jetzt erst einmal ins Labor zu diversen Untersuchungen. Und dann sehen wir weiter!"

Die beiden ukrainischen Pfleger begleiteten mich, und ließen mich selbst im Labor nicht aus den Augen. Zur Blutabnahme durfte ich die Zwangsjacke ausziehen. Jetzt oder nie, schoss es mir durch den Kopf, und in einem günstigen Augenblick vollführte ich einen filmreifen Hechtsprung durchs geöffnete Fenster. Ich rannte durch den Park und legte einen Sprint hin, der mir die Nominierung zu den Olympischen Spielen gesichert hätte. Die ukrainischen Muskelpakete blieben chancenlos. Sie konnten Eisenstangen verbiegen, aber nicht rennen. Mein Vorsprung wurde ganz respektabel.

Zum Glück hatte ich die Autoschlüssel stecken gelassen. Ich sprang in den Hundefänger, startete den Wagen und raste los, ohne auf Schilder zu achten oder Geschwindigkeitslimits einzuhalten. Mein zweites Verhängnis. Ich geriet in eine Radarkontrolle. Der Beamte beugte sich vor und fragte mit ernster Miene: „Sie wissen, warum wir Sie angehalten haben?"

„Ja, natürlich."

„Sie sind wohl in Zeitnot?", fragte er mit ironischem Unterton.

„Selbstverständlich", erklärte ich, „ich bin wahnsinnig – ich meine, wahnsinnig in Eile. Das ist ein Notfall, ein absoluter Notfall."

„Notfall!?" Der Polizeibeamte musterte mich äußerst misstrauisch, wobei er nervös am Pistolenhalfter spielte.

„Sie müssen mir helfen, bitte!", flehte ich ihn an.

„Sind Sie", fragte er argwöhnisch, „etwa auf der Flucht?"

„Ja, so könnte man auch sagen", nickte ich zustimmend, „ich bin eben aus der Irrenanstalt abgehauen."

Knapp am Gesäß vorbei

Samstagmorgen traf ich Felix am Briefkasten. Er trug einen modischen Bademantel aus den Siebzigern und schlurfte wie ein zugekokster 68er nach einer durchorgelten Nacht.

„Was machen deine …", ich versicherte mich, dass uns niemand belauschte und flüsterte, „na ja, deine Hämorrhoiden?"

„Iiim … Auuugenbliiick … haaabe … ich … Ruuuhe", hauchte mein Nachbar als hätte er Klebstoff geschnüffelt.

„Wohl die Ruhe vorm Sturm", scherzte ich.

„Und duuu?"

„Alles in bester Ordnung", lächelte ich gequält. Ich wollte Felix nicht gerade auf die Nase binden, dass mein Allerwertester ebenfalls seit Wochen muckerte wie ein altersschwaches Getriebe mit der Dichtheit einer russischen Pipeline. Trotzdem fragte ich Felix, was er gegen die Beschwerden nähme bzw. unternähme.

„Vaaaliuuum", nuschelte Felix.

„Valium?", wunderte ich mich. „Aber das hilft doch nicht bei Hämorrhoiden!"

„Aber sie stören dann nicht mehr."

Enttäuscht kehrte ich in die Küche zurück und durchblätterte lustlos die dicke Samstagausgabe, bis ich auf die Gesundheitsbeilage stieß. Dort las ich, jeder zweite Erwachsene leide unter diesen knotigen Gefäßerweiterungen im Enddarm. Zudem verändere die rektale Bindegewebsschwäche nicht nur die Anatomie des Schließmuskels, sondern auch das Wesen des Patienten, bis hin zu einer spastischen Gangart. Seitdem betrachte ich humpelnde Passanten mit anderen Augen. Ich weiß, auch den drückt der Schuh ziemlich weit oben. Ein namhafter Proktologe, der noch nie einen Patienten zu Gesicht bekommen hat, setzte den ärztlichen Rat in die Welt: „Behandelt eure Hämorrhoiden respektvoll! Sie fristen ein blutiges Dasein."

Dabei beginnt jede Leidensgeschichte ganz reizend, genauer gesagt mit einem nässenden Juckreiz. Die reflexartig eingeleitete Behandlung, intensives Kratzen mit Hilfe angespitzter Fingernägel, beschert nur vorübergehende Linderung. Der Vorgang selbst gleicht einem genüsslichen Orgasmus.

Meine Frau stieß mich eines Nachts von der Seite an und stammelte schlaftrunken: „Was machst du da? Träumst du schlecht?"

„Im Gegenteil", stöhnte ich ekstatisch, „ich träume gut, sehr gut sogar."

Am Frühstückstisch saß sie mit versteinerter Miene. „Weißt du, was ich gedacht habe?", fragte sie und lieferte gleich die Antwort mit. „Neben mir liegt ein Kürschner."

„Ein Kürschner?"

„Na, so wie du letzte Nacht dein Fell gegerbt hast. Geh endlich zu deiner Ärztin!"

„Bist du wahnsinnig", fuhr ich sie an. „Ich lass mir doch von einer Frau nicht in den Hintern gucken."

Ich entschied mich einmal mehr für meine bewährte Eigentherapie. Das spart Wege und Kosten, vor allem aber die Praxisgebühr. Allerdings gibt es einen gewaltigen Nachteil: Krankenkasse und Apotheken akzeptieren noch immer nicht meine handgeschriebenen Rezepte. Also ging ich in eine Drogerie und kaufte Babyöl und Puder. Was wunden Kinderpopos hilft, würde meinem wohl nicht schaden.

Das Resultat konnte sich sehen lassen, besonders in der Unterwäsche. Die verschorften Entzündungen heilten innerhalb einer Woche und auch der lästige Juckreiz wurde erträglicher. Ich sah mich auf einem guten Weg, da schraubte sich wenige Tage später ein glockenheller Aufschrei durch die Wohnung. Plötzlich stand meine Frau zitternd und kreidebleich vor meinem Schreibtisch. Sie schwenkte ein verdächtiges Kleidungsstück, welches an einem alten Gardinenstab baumelte, und fragte: „Weißt du, was das ist?"

Ich zuckte mit den Schultern und murmelte: „Na sicher, ein schmutziger Schlüpfer."

„Ab sofort", drohte sie in einem unmissverständlichen Befehlston, „verwendest du Slipeinlagen!"

„Nie im Leben", lehnte ich ihr entwürdigendes Verlangen ab.

„Wie du willst", zischelte sie, „dann wäschst du deine Wäsche selbst."

Das körpernahe Tragen von Damenbinden war eine enorme Umstellung. So richtig wohl fühlte ich mich keineswegs in meiner leidgeprüften Haut. Und da ich keinerlei Erfahrung mit diesem Hygieneartikel hatte, fragte ich meine holde Gattin, als wir zu Mittag aßen: „Sag mal, nach wie viel Tagen wird eigentlich so eine Binde gewendet?"

Obwohl mich meine Frau mit der Konsequenz einer Strafverfolgungsbehörde nervte, meine Hausärztin Frau Dr. Hupffeld zu konsultieren, setzte ich unbeirrt die Eigentherapie fort. Aber außer einer kaum nennenswerten Linderung der Beschwerden, von Heilung konnte keine Rede sein, gab es keinerlei Fortschritte. Ein peinlicher Zwischenfall gab den Ausschlag für mein überraschendes Einlenken.

Während der Adventszeit musste ich meine Frau zu Weihnachtseinkäufen begleiten, die zuvor traditionell mit einem Besuch auf dem Weihnachtsmarkt eingeläutet wurden. Erst das Geschiebe und Gedränge zwischen den unzähligen Holzbuden, dann die nervende Odyssee durch die Kaufhäuser und schließlich das Schleppen der schweren Taschen und Tüten mussten dazu geführt haben, dass sich meine Slipeinlage gelöst hatte und nun den Weg in die Freiheit suchte.

Die Straßenbahn war rappelvoll. Mit Müh und Not bekam man eine Haltestange zu greifen. In diesem Moment bemerkte ich ein sanftes Kribbeln an der Innenseite des linken Oberschenkels. Ich bekam Panik. Ich konnte ja schlecht in meine Hose greifen, um die Sache in Ordnung zu bringen. Also versuchte ich, so unauffällig wie möglich und mit leichten Tangobewegungen, die Einlage nach oben zu schieben. Sie rutschte weiter und hatte inzwischen das Knie passiert. Plötzlich hörte ich eine helle Kinderstimme: „Mami, guck mal, der Onkel hat aber eine komische Zunge!"

Die Mutter eines etwa vierjährigen Mädchens inspizierte meine Schuhe und kreischte plötzlich entsetzt auf: „Sie perverses Schwein!" Mit dem Fluchtreflex eines Muttertieres brachte sie sich und die Kleine in Sicherheit.

In diesem Moment schien die Welt still zu stehen. Zumindest tat es die Straßenbahn, und weitere Fahrgäste nutzten die Gelegenheit zur Flucht. Selbst meine Frau hatte sich aus dem Staub gemacht.

Am nächsten Tag saß ich bei meiner Hausärztin Frau Dr. Hupffeld. Stotternd schilderte ich ihr mein Problem.

„Na, dann lassen Sie mal die Hose runter!"

Ich musste mich mit angewinkelten Beinen auf die linke Körperseite legen und dieser entwürdigenden Prozedur unterziehen. Frau Dr. Hupffeld streifte sich hauchdünne Latexhandschuhe über und begann mit der Untersuchung. Dabei fühlte ich mich wie ein altersschwaches Auto bei der Abgasuntersuchung.

„Gott, oh Gott", stöhnte sie.

„Sieht es denn so schlimm aus, Frau Doktor?"

„Nun ja, lassen Sie es mich mal so formulieren: Da können südafrikanische Weintrauben nicht mithalten. Sie sollten dringend einen Proktologen konsultieren."

Ziellos schlich ich tagelang wie der Schatten meiner selbst durch die Straßen unserer Stadt. Der Gedanke an diesen Eingriff bereitete mir tiefstes Unbehagen. Der Entschluss, mir am Hintern rumschnippeln zu lassen, war noch lange nicht gefallen, als ich plötzlich an einem Gebäude mit einer großen Tafel vorbeikam. Das ist ein Wink des Schicksals, dachte ich und betrat zögernd die moderne Praxis. Hinterm Tresen saß eine Schwester mittleren Alters. Auf ihrem Namensschild las ich: Anneliese Förster.

„Haben Sie einen Termin?", begrüßte sie mich.

„Nein, leider", stammelte ich verlegen und bereute meinen überhasteten Entschluss.

„Sie haben Glück", schnitt sie mir unbewusst den Rückweg ab, „vor fünf Minuten hat eine Patientin abgesagt. Ich kann Sie sofort behandeln."

„Sofort?", stammelte ich.

„Ja, sicher. Gehen Sie schon mal in die EINS!" Fassungslos steuerte ich auf das Behandlungszimmer mit der Milchglastür zu, als sie mir hinterher rief: „Haben Sie ein Handtuch mit?"

„Wieso? Muss ich erst duschen?"

Aus einem Wandschrank zog sie ein gelbes Handtuch, drückte es mir aufmunternd lächelnd in die Hand und sagte: „Das erste Mal ist vielen Männern peinlich."

„Und den Frauen?"

„Frauen", lachte sie, „würden sich's am liebsten jede Woche machen lassen. Also, keine Sorge! Es wird Ihnen gefallen. Und machen Sie sich schon mal frei!"

Ich hängte meine Jacke an den einzigen Haken. Meine Jeans legte ich auf den Stuhl. Als ich den Slip bereits in der Kniekehle hatte, überlegte ich es mir anders und zog ihn wieder hoch. Das Handtuch legte ich auf den Behandlungsstuhl und setzte mich drauf.

„Was ist mit den Strümpfen?", fragte Schwester Anneliese, als sie eintrat.

„Müssten längst gewechselt werden", gab ich beschämt zu.

„Ausziehen!", befahl sie.

Sie ging zur Spüle und füllte lauwarmes Wasser in eine Schüssel. Ich stand auf, wollte mich in Erwartung eines Sitzbades meines Slips entledigen, als sie mich verwundert fragte, was das werden soll.

„Ich dachte, ich soll mich da reinsetzen."

„Sie sind wohl Komiker?", bemerkte sie mit gefrierendem Ernst und erklärte: „Stecken Sie Ihre Füße da rein!"

Nach wenigen Minuten tupfte sie mir die Füße trocken und schlug den Rechten ins Handtuch ein. Mit einem Skalpell begann sie, Ballen und Ferse des linken Fußes zu bearbeiten. Ich kannte diesen Vorgang vom Hufschmied, bevor ein Pferd frisch beschlagen wird. Nur, wieso praktizierte sie ihre Schnitzkunst einen Meter unterhalb der eigentlichen Problemzone?

„Ich möchte Sie ja nicht in Ihrem Arbeitseifer bremsen", begann ich zaghaft, „aber ich habe das unsichere Gefühl, hier stimmt was nicht."

„Inwiefern?"

„Ich dachte Sie widmen sich meinem ... na ja", stammelte ich und zeigte um die Ecke auf mein Sitzfleisch.

„Hören Sie!", entrüstete sich Frau Förster, „Hier ist kein Bizarrstudio sondern die Medizinische Fußpflege!"

„Aber draußen steht doch", wunderte ich mich, „proktologische Praxis."

„Podologische Praxis", korrigierte sie, „das ist ein gewaltiger Unterschied."

Widerstandslos ließ ich die Behandlung über meine Füße ergehen. Danach hatte ich bei jedem Schritt das samtige Gefühl, als würde ich über Watte schweben. Meinem eigentlichen Ziel war ich indes kein Stück näher gekommen. Aber einen Vorteil hatte die Verwechslung doch: Wenigstens meine Füße waren jetzt blasenfrei.

Die Einladungskarten, die ich bereits vorsorglich angefertigt hatte, konnte ich allerdings wieder zerreißen. Nach meiner Heilung wollte ich sämtliche Freunde, Bekannte und Verwandte zu einer zünftigen Feier einladen. Der Engländer würde sagen – zu einer After-Genesungsparty.

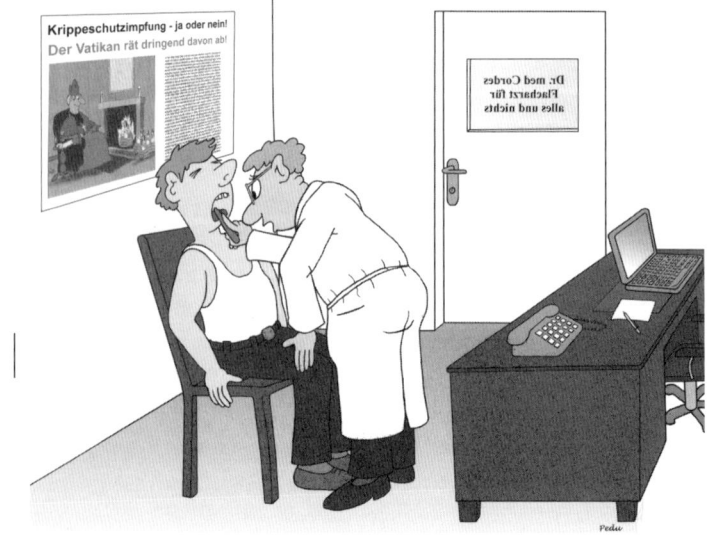

„Ihre Mandeln sind in Ordnung, aber mit den Hämorrhoiden,
da müssen wir was machen!"

Seniorensport
gleicht dem perfekten Mord

Männer um die Fünfzig sind körperlich gewaltigen Verän-
derungen ausgesetzt, innerlich wie äußerlich. Die Hormon-
drüsen köcheln auf Sparflamme und lassen den früher stolzen Recken verrecken. Einst muskulöse Waschbrettbäuche
sind zu presswurstartigen Hopfengeschwüren deformiert.
Viele Wampen wölben sich so stark nach außen, dass man
im Bauchnabel Regenwasser auffangen könnte. Etwas tiefer
verkümmert der äußere Wurmfortsatz zu einer schlaffen
Hautfalte. Er gleicht einer Schildkröte, die bei Gefahr den
Kopf in den Panzer zurückzieht. Das typisch männliche
Mehrzweckorgan, welches in guten Zeiten nichts ausgelas-
sen hat, erfüllt gerade noch die anatomische Grundfunktion.
Die standhaften Zeiten sind vorbei. Das erinnert an einen
ausgelaugten Boxer, der reglos am Boden liegt – wie die Zin-
sen nach der letzten Finanzkrise.

Und plötzlich, wie aus dem Nichts, geht ein Ruck durch
die lahmen Knochen. Männer im gestandenen Alter, nicht
wenige in angesehenen und führenden Positionen, kleiden
sich plötzlich mit der Farbenpracht brasilianischer Samba-
tänzer und vollführen Bewegungen, die sie nur aus dem
Sportfernsehen kennen. Viele jagen mit Rennrädern der Pre-
miumklasse übers Land, sodass Kleinkinder verängstigt zur
Seite spritzen und Legehennen hysterisch die Flucht ergrei-
fen. Und diesen blinden Aktionismus bezeichnen sie als
Trendsport, das Kamasutra ausgemusterter Zuchtbullen. Ich
sage nur: Impotenz ist bitter – Imponiergehabe grausam.

Besonders dramatisch verlief dieser körperliche Umbruch,
die Pubertät des Alters, bei meinem Nachbarn Felix Stürzler.
Eines Nachmittags traf ich ihn im Treppenhaus. Er kam mit
einer jugendlichen Dynamik, die Schlimmes befürchten ließ.
Felix war sportlich gekleidet, als wäre er zu den Olympischen
Spielen nominiert. Er trug Ellenbogen- und Schienbeinschoner,
einen Helm auf dem Kopf und Rollschuhe in der Hand.

„Was soll'n das werden?", fragte ich verwundert.

„Inline-Skating, mein Lieber. Solltest du auch mal versuchen!"

„Nein, nein – das ist nichts für mich", entgegnete ich und fügte hinzu, „viel zu gefährlich!"

„Gefährlich", lachte mein Nachbar. „Inline-Skating ist gesund. Das wird dir jeder Arzt bestätigen."

„Ja, jeder Notarzt."

Am Abend stand Erika vor unserer Wohnungstür. Sie heulte Rotz und Wasser. Felix hätte einen schweren Unfall gehabt. Mit zahlreichen Knochenbrüchen, Schnitt- und Quetschwunden läge er auf der Intensivstation.

Als er wieder notdürftig zusammengeflickt war, begann er, sich mit leichten Spaziergängen in Form zu bringen. Später steigerte er sich auf Nordic Walking. Und dann nahte Felix fünfzigster Geburtstag wie eine Schlechtwetterfront.

Er wünschte sich von seinen Gästen eine vollständige Skiausrüstung. Felix erklärte, er wolle sich endlich einen Jugendtraum erfüllen. „Einmal den Montblanc runterbrettern", kam er ins Schwärmen.

„Du hast doch noch nie in deinem Leben auf Skiern gestanden!", gab ich zu bedenken. Alpiner Wintersport in der Leipziger Tieflandsebene wäre so sinnvoll wie Angeln in der Sahara.

„Sicher", winkte er lässig – fast schon fahrlässig ab, „dann wird es ja höchste Zeit."

Bei der Aufteilung der Präsente wurden uns die Skihandschuhe zugesprochen. Felix notierte das gewünschte Modell einer bekannten Markenfirma und die erforderliche Größe.

Am Tag der Feier hatte die Quecksilbersäule die Dreißig-Grad-Marke weit übertroffen. Zufällig, Felix war ja im Juli zur Welt gekommen, fiel auch sein fünfzigster Geburtstag wieder auf diesen Monat. Der Gabentisch quoll fast über. Ein moderner Skianzug lag da, ein Helm mit aufklappbarem Visier, unsere Skihandschuhe, Thermounterwäsche, wollene Socken, Schuhe, Stöcke, ein paar Abfahrtsskier, mehrere Sorten Wachs und das Begleitbuch „Mit voller Wucht in die Schlucht".

Nach dem Kaffeetrinken und angeregten Gesprächen, in denen es hauptsächlich um Felix neuen Spleen ging, wurden erste alkoholische Getränke kredenzt. Ungefähr zwei Stunden später, die Feier steuerte auf ihren Siedepunkt zu, und Felix taumelte bereits wie Axel Schulz in der dritten Runde, kam den Gästen eine verrückte Idee.

Sie forderten vehement vom Jubilar, seine Geschenke auszuprobieren, vielmehr anzuprobieren. Alle waren neugierig, was Felix im Outfit eines Wintersportlers für eine Figur machen würde.

„Ihr habt sie doch nicht mehr alle", wehrte Felix energisch ab und schlüpfte bereitwillig in den Skianzug.

Und während mein Nachbar in die schweren Skischuhe stieg, applaudierte die belustigte Meute. Da Felix bereits auf wackligen Beinen stand, wurde er von mir und seinem jüngeren Bruder gestützt. Erika brachte den Helm, und meine Frau reichte die Skihandschuhe. Auch beim Anlegen der Skier mussten wir ihm unter die Füße greifen, da Felix im Alkoholnebel vermutlich umgefallen wäre wie eine frisch gefällte Nordmanntanne. Zum Schluss schnappte er sich die Stöcke und schob sich langsam aus der Stube über den Korridor ins Treppenhaus. Die aufgeputschten Partygäste feuerten Felix an und verlangten, seine Skiwanderung solle über den Hausflur bis zur Treppe und zurück zur Wohnung führen, ohne Zeitlimit.

Felix stöhnte und ächzte unter der wärmenden Montur. Vorsichtig schob er einen Ski vor den anderen. Gemächlich durchquerte er den Hausflur bis zur Treppe. Jetzt kam der schwierigste Teil: Das Wendemanöver! Dafür musste er den freien Raum des Treppenhauses nutzen. Seine Skier ragten für einen kurzen Moment in die gähnende Leere der nach unten abgehenden Stufen. Die aufgeheizten Gäste johlten wie Teenies beim Komasaufen. Felix stand schwankend am Treppenabsatz wie ein verängstigter Schüler an der Kante des Zehn-Meter-Turms. Und plötzlich passierte es. Felix verlor das Gleichgewicht. Sein Oberkörper kippte nach vorn und mit der vernichtenden Gewalt einer alpinen Schlammlawine schoss er wie ein Skispringer die Stufen runter. Doch das Unheil sollte eine weitere Steigerung erfahren. Gerade in diesem Augenblick trat die Rentnerin Irmgard Goldbach mit zwei schweren Einkaufstaschen beladen und nichts Böses ahnend in den Hausflur.

Noch ehe die betagte Dame begriff, was auf sie zukam, pflügte Felix sie um und begrub sie zwischen seinen Skiern. Die völlig überraschte Seniorin schlug mit dem Hinterkopf hart gegen die Haustür, rutschte zwischen Felix Beinen hindurch wie ein Mechaniker, der sich unter ein kaputtes Auto schiebt und blieb reglos liegen.

„Weißt du, an was mich das erinnert?", flüsterte meine Frau.

„Nein, woher sollte ich?"

„An den ehemaligen Thüringer Ministerpräsidenten, diesen Abfahrtsrowdy und Frauenkiller."

Das letzte, was wir hörten, war das zarte Geräusch splitternden Holzes, als die Skispitzen mit dem Alurahmen der Eingangstür kollidierten. Während ich mich um einen Notarzt kümmerte, beseitigten die anderen Gäste die Unfallspuren und schleppten Felix untergehakt in die Wohnung zurück. Kurz darauf hörte ich schon das laute Getöse eines Krankenwagens.

Der Notarzt krempelte die Augenlider der Verunglückten zurück, prüfte Puls und Atmung. Dann wurde die bewusstlose Rentnerin auf eine Rettungsliege verfrachtet und in den Krankenwagen geschoben wie ein Kuchenblech in den Backofen.

Am nächsten Tag plagte uns das schlechte Gewissen. Ich drängte Felix, der einigermaßen wieder hergestellt war, der Rentnerin einen Krankenbesuch abzustatten, ihr Blumen und etwas Konfekt zu bringen. Vor allem wollten wir ihr im Namen der Hausgemeinschaft beste Genesungsgrüße übermitteln. Das würde sicher gut ankommen. Wir hofften, dass sie auf diese Weise von einer Strafanzeige absehen und wir unbehelligt von der Staatsanwaltschaft bleiben würden. Wenn nicht, könnten wir wenigstens mildernde Umstände ins Spiel bringen. Nichts beeindruckt einen Richter mehr als reuige Sünder.

Wir fuhren zum nahe gelegenen Elisabeth-Krankenhaus.

„Frau Goldbach?", nuschelte eine griesgrämige Alte an der Anmeldung und blätterte in einem Ordner. „Haben wir hier nicht."

„Doch, doch", beharrte ich, „sie muss hier sein."

„Und seit wann?"

„Gestern, später Nachmittag."

„Tut mir leid, unser letzter Zugang war gestern Mittag."

Wir fuhren zur Uniklinik. Aber auch dort keine Spur von Frau Goldbach. Als nächstes ging es zum Parkkrankenhaus, danach ins Diakonissenhaus, und als letztes versuchten wir es im St. Georg. Die Sache wurde uns unheimlich. Die Rentnerin blieb unauffindbar.

„Vielleicht ist sie auf dem Weg ins Krankenhaus ..." Ich wagte nicht, den Satz zu beenden.

Felix sah mich entsetzt an: „Weißt du, was das bedeuten würde?"

„Logisch", sagte ich, „fahrlässige Körperverletzung mit Todesfolge."

„Dann muss ich ins Gefängnis", wimmerte mein Nachbar.

Ich beruhigte ihn und sagte: „Höchstens drei Jahre. Mein Schwager ist Anwalt."

„Würde er mich vertreten?"

„Selbstverständlich."

„Und was glaubst du, wie stehen die Erfolgsaussichten?"

„Ausgezeichnet. Er will ja endlich auch mal einen Prozess gewinnen."

Wir taumelten zum Parkplatz zurück. Plötzlich hatte Felix einen genialen Geistesblitz. Er schlug vor, in der Notrufzentrale nachzufragen.

Da aber seine Nerven flatterten wie eine Windfangtür, rief ich beim Notruf an und wurde belehrt, dass dies nicht die Auskunft sei. Als ich aber erklärte, dass wir in allen Krankenhäusern der Stadt vergeblich nach Frau Goldbach

gesucht hätten, sagte der Dispatcher plötzlich mit leicht auf-
geheiterter Stimme: „Wissen Sie, was die alte Dame dem
Notarzt geantwortet hat, als er sie zum Unfallhergang be-
fragte?"

„Nein, woher sollte ich."

„Sie erzählte", und plötzlich kicherte er in die Muschel,
„kurz nachdem sie in den Hausflur getreten sei, wäre ihr ein
Skifahrer entgegengekommen. Ist das nicht köstlich? Mitten
im Hochsommer, ein Skifahrer …"

„Ja, das wissen wir", drängte ich. „Aber wir möchten wissen, wohin sie gebracht worden ist."

„Na, wohin schon? In die Psychiatrie."

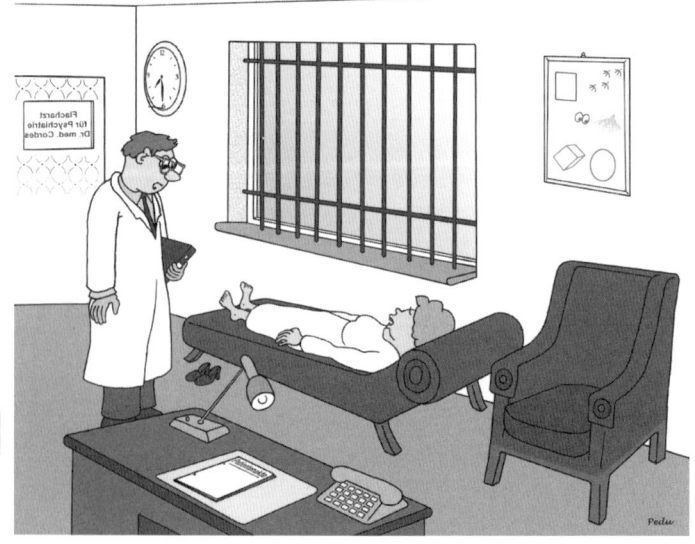

„Ich habe verstanden: Der Herr Ackermann stand auf und
bot der Frau Merkel seinen Sitzplatz
in der Straßenbahn an!"

Zwei steile Zähne

Angst ist ein schlechter Ratgeber. Wenn ich zum Zahnarzt muss, kenne ich aber keinen besseren. Nicht grundlos belegen diese Maulhelden auf der Beliebtheitsskala unter Ärzten den letzten Platz, noch hinter den Pathologen – die können einem wenigstens keine Schmerzen mehr zufügen.

Schuld an den Angstzuständen, die das Wort Zahnarzt auslöst, ist der Pawlowsche Reflex. Der trainierte Hund weiß: Wenn eine bestimmte Lampe aufleuchtet oder ein bestimmter Ton erklingt, gibt's ein saftiges Steak. Bereits nach der ersten Zahnbehandlung hat jeder Patient verinnerlicht, selbst der coolste Typ: Zahnarzt tut weh. Die daraus resultierende Antipathie bleibt selbstverständlich den Gebissmedizinern nicht verborgen. Deshalb verstecken sie ihre Berufsbezeichnung gern hinter dem raffinierten Synonym „Dentistische Praxis". Was aber nichts nützt, denn auch dieser Begriff löst unweigerlich Unbehagen, Schüttelfrost oder Weinkrämpfe aus, ähnlich wie die Wörter: Massenmörder, Gesundheitsreform oder FC Bayern München.

Aus Erfahrung sage ich: Gegen aufziehende Phobien kann man etwas tun. Sobald sich Ängste zeigen, muss man ankämpfen wie gegen einen Bußgeldbescheid. Bei Klaustrophobie hilft die Benutzung von Aufzügen, auch wenn man im Erdgeschoss wohnt. Ergophobie, die Angst vor der Arbeit, die gerade in öffentlichen Verwaltungen epidemieartig wütet, kann erfolgreich behandelt werden – mit einer Schlaftherapie. Wer unter Latrophobie leidet, also panische Angst vor Ärzten jeglicher Couleur hat, sollte sich am besten in der Pathologie unter Medizinstudenten mischen und sei es nur als Körperspender.

Ich litt Jahrzehnte unter einer gesteigerten Form der dentalen Latrophobie. Sobald ich nur an eine Zahnbehandlung dachte, füllten sich meine Schlüpfer wie eine Waffeltüte an der Softeismaschine. Ich bekam Schweißausbrüche, Herzrasen und muskuläre Lähmungen. Trotzdem schleppte ich mich einmal im

73

Jahr, wegen dieses bescheuerten Bonusstempels, zu Dr. Stein-beißer. Mein Psychiater Prof. Dr. Unglaube bestärkte mich, nur so könne ich meine Ängste besiegen.

„Außerdem", riet er mir, „lassen Sie sich nicht alles gefallen. Zeigen Sie ihm ruhig auch mal die Zähne!"

Das habe ich getan, leider, denn was dieser Oralklempner meinen Kauleisten im Laufe meines kärglichen Patientendaseins angetan hat, würde der Staatsanwaltschaft zur Anklage wegen vorsätzlicher Körperverletzung genügen. In Amerika hätte ich sogar vom Schmerzensgeld bis zum Rest meiner Tage etwas zu beißen gehabt.

Stellvertretend für die unzähligen Torturen, die ich über mich ergehen lassen musste, möchte ich eine herausgreifen.

Nachdem er jahrelang, jedenfalls bis zum magischen Jahr 1990, nur das Nötigste an meinen Zahnfragmenten herumgewerkelt hatte, runzelte er plötzlich unzufrieden die Stirn und meinte: „Mein Gott, was hat man denn Ihrem Gebiss angetan? Solche Unmengen an Amalgam. Das ist ja die reinste Giftmülldeponie."

Eines war mir sofort klar, wir hatten jetzt nicht nur eine harte Währung, wir würden uns jetzt auch hart bewähren müssen. Und ich erinnerte ihn: „Aber Herr Doktor, Sie selbst haben mir das ganze Zeug reingespachtelt."

„Nun ja", murmelte er verlegen, „wir hatten ja damals nichts anderes. Aber zum Glück gibt es heute erstklassige Alternativen: Inlays, Teilkronen, Keramikbrücken oder Implantate."

„Ist das nicht teuer?", fragte ich vorsichtig.

„Alles hat seinen Preis!", entgegnete Dr. Steinbeißer. „Denken Sie daran: Amalgam verursacht Spätschäden! Oder wollen Sie tatenlos zusehen, wie Ihr Körper sukzessive vergiftet wird?"

„Das nicht", pflichtete ich ihm bei und fragte: „Hat denn Amalgam früher keine Spätschäden angerichtet?"

„Das ist wissenschaftlich nicht bewiesen. Heute jedenfalls ist Amalgam aus zahnmedizinischer Sicht unverantwortlich. Glauben Sie mir, Herr Levin! Ich will nur Ihr Bestes."

Das glaubte ich ihm aufs Wort, denn um meine Finanzkraft auszuloten, verpasste er mir zunächst zwei Teilkronen, an deren Finanzierung sich immerhin meine Krankenkasse beteiligte. Da ich pünktlich die Rechnungen beglich, teste er meine Zahlungsmoral mit einem eigenfinanzierten Inlay. Zähneknirschend überwies ich den Betrag, von dem eine afghanische Großfamilie eine Jahr lang leben könnte und das nicht schlecht. An den Kosten für die beiden Implantate meiner Frau hatten wir fast zwei Jahre zu kauen und dies zähneknirschend.

Aber für Dr. Steinbeißer gab es jetzt kein Halten mehr. Mit den Worten: „Schätzen Sie sich glücklich, dass Sie sich das leisten können!", hatte er uns vorgeschlagen, alle Amalgamplomben durch Inlays oder Teilkronen zu ersetzen. Und einer hungrigen Hyäne gleich stürzte er sich auf die größten Leckerbissen. „Wir machen weiter unten rechts!"

Sein Vorschlag versetzte mich in Panik, denn unten rechts steckte mein Portemonnaie.

„Ich entferne zunächst die alte Füllung", erklärte er mit dem Bohrer in der Hand.

„Ohne einzuspritzen?", fragte ich entsetzt.

„Keine Sorge! Ich muss zunächst die Vitalität des Zahns prüfen", sagte er und bohrte los. Zwischendurch fragte er immer wieder: „Tut das weh?"

Ich schüttelte, soweit das im Klammergriff der Schwester möglich war, den Kopf, der wie eine Bowlingkugel unter ihrer verschwitzten Achselhöhle klemmte.

„Merkwürdig", seufzte der Arzt und pulte sich weiter ins Innere meines Backenzahns. Als er offensichtlich den Grund erreicht hatte, hörte er auf und fragte noch einmal: „Schmerzen?"

„Kein bisschen."

„Gut, dann bohren wir gleich noch den Sechser auf."

Und der Bohrer fräste sich durchs morsche Zahnmaterial. Dr. Steinbeißer machte eine finstere Miene, als müsse er mich davon unterrichten, dass jemand gestorben sei. Und in der Tat, so abwegig waren meine Befürchtungen gar nicht.

„Ihre Backenzähne", sagte er betont langsam, mit einer kleinen Kunstpause und fuhr dann fort, „sind … sind tot, beide."

Ohne zu überlegen, fragte ich: „Woran sind sie denn gestorben?"

„Ich würde sagen", konterte Dr. Steinbeißer, „an ihnen hat der Zahn der Zeit genagt."

Damit übergab er mich seiner Röntgenschwester. Als ich wieder auf dem Behandlungsstuhl saß, erklärte er mir die Situation. „Die Wurzeln sind sehr weit auseinander gespreizt. Zudem sind die Wurzelspitzen vereitert. Uns stehen zwei schwere Extraktionen bevor."

„Sie wollen die Zähne ziehen?", fragte ich erschrocken.

„Rausschrauben geht ja leider nicht."

„Aber was wird dann?", wollte ich im Hinblick auf die zurückbleibende Lücke wissen.

„Sie bekommen eine wunderschöne Brücke, zahnfarben verblendet. Sie werden begeistert sein."

„Und die Kosten?"

„Zweitausend. Kaum der Rede wert."

In Anbetracht der Summe musste ich schlucken und beging einen verhängnisvollen Fehler. Ich entgegnete: „Den Zahn können Sie sich ziehen!"

Das Ziehen der Backenzähne gestaltete sich tatsächlich äußerst schwierig. So kraftvoll Dr. Steinbeißer auch an der Zange zog und rüttelte, sich sogar mit dem rechten Fuß gegen den Behandlungsstuhl stemmte, die Backenzähne verhielten sich wie eine mit Dreiwettertaft behandelte Frisur – sie hielten. Im Kiefer knirschte und krachte es wie beim Herausreißen eines morschen Dachbalkens aus einem alten Mauerwerk. Ich litt barbarische Schmerzen. Mehrmals musste er einspritzen, um es dann erneut zu versuchten.

Da die Anästhesie kaum Wirkung zeigte, verpasste er mir die nächste Spritze. Nach der vierten oder fünften Injektion, meine Unterwäsche war bereits durchgeweicht wie ein Butterkeks im Kaffee, sagte er resigniert: „Mehr kann ich Ihnen nicht geben, sonst bekommen Sie einen hypovolämischen Schock."

„Dafür, dass die Zähne tot sind, bereiten sie aber noch allerhand Schmerzen", nuschelte ich.

„Das müssen Sie jetzt aushalten!"

Und die Schwester ermahnte mich stillzuhalten. Doch auch bei der nächsten Attacke fielen meine Backenzähne nicht. „Plan B!", nuschelte Dr. Steinbeißer unterm Mundschutz hervor.

„Was heißt das?", fragte ich, nachdem seine Zange meinen Mundraum verlassen hatte.

„Wir müssen die Zähne teilen", erklärte er.

„Teilen?", stammelte ich fassungslos.

„Die einzige Chance. Aber keine Sorge! Das ist kein Problem."

„Haben Sie das schon mal gemacht?"

„Nein, aber schon mal zugeschaut."

Die Prozedur zog sich über drei Stunden hin. Danach kroch ich förmlich auf dem Zahnfleisch nach Hause. Im Zuge des Brückenbaus mussten noch drei weitere Zähne dran glauben, die als Pfeiler abgeschliffen wurden. Kurz darauf entfernte er einen Zahnstumpen und ersetzte diesen mit einem Stiftzahn. Und schon bald fand er den nächsten toten Backenzahn, der dieses Mal beim Ziehen keine ernsthaften Probleme bereitete.

Fast dreißig Jahre war ich der Willkür meines Zahnarztes ausgesetzt. Doch dann, eines schönen Tages, kam die Erlösung. Bei der Morgenlektüre stieß ich auf die Annonce einer jungen Zahnärztin, die ganz in unserer Nähe eine neue Praxis eröffnen wolle und alle Interessenten einlud, sie und ihre Praxis kennenzulernen.

Als ich Frau Dr. Samtig und ihre Zahnarzthelferin Nancy zum ersten Mal sah, war es um mich geschehen. Zwei süße Engel, wie in Zahnseide gehüllt, und beide gesegnet mit einem Busen wie Dresdner Autokennzeichen – DD. Wenn sie neben den Zahnarztstuhl traten, fühlte sich der Patient inmitten eines alpinen Gebirgsmassivs. Mein Gott, das waren zwei steile Zähne!

Seitdem sitze ich einmal im Quartal auf ihrem weißen Behandlungsstuhl. Der Wechsel hat sich wirklich gelohnt. Meine Zahnarztphobie gehört der Vergangenheit an. Seitdem bin ich auch von Zahnschmerzen verschont geblieben. Gut – ich hatte ja kaum noch Zähne.

Mit der Prothese hatte ich anfangs große Probleme, besonders beim Essen. Das Zerkleinern von Nahrung war sehr schwierig. Einem Vegetarier hätte es sicher nicht so getroffen, aber das Vertilgen eines Schnitzels stellte mich vor eine echte Zerreißprobe. Und schmerzlich musste ich erkennen: Mit den Dritten isst man schlechter!

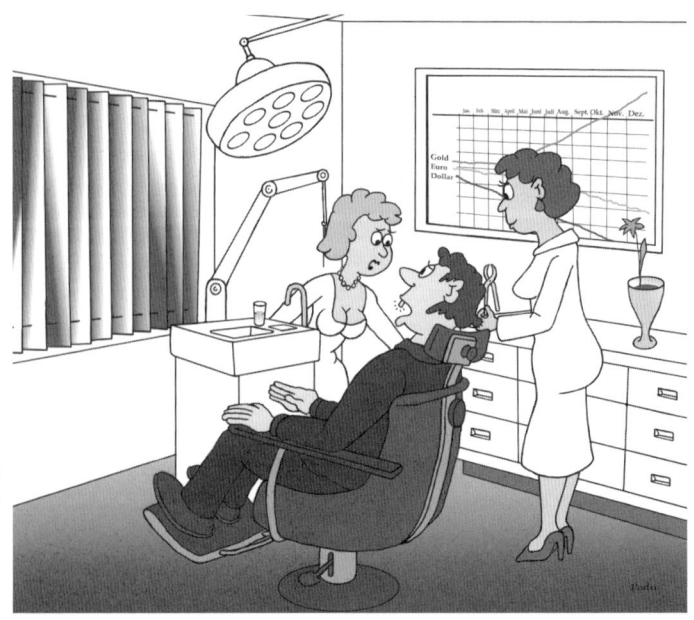

„Bei dem derzeitigen Goldpreis kann ich nur zum Ziehen und sofortigen Versilbern raten!"

Auch Bestatter sollten schweigen

Wenn Mediziner nach Dienstschluss wie altersschwache Senioren übern Rollator gebeugt heimwärts schlurfen, werden sie nicht selten mit dem Satz empfangen: „Na, Liebling – wie war dein Tag?"

„Grauenvoll. Lass uns über etwas anderes reden!", ersticken sie die partnerschaftliche Neugier bereits im Keim. Mit Keimen ersticken kennen sie sich nämlich aus.

Ärzte haben nicht die geringste Lust, über ihre Arbeit zu sprechen, es sei denn, sie müssen sich auf Fachtagungen unter Kollegen profilieren. Ansonsten resultiert ihre abweisende Reaktion aus einer chronischen Überlastung. Wer sich die Arbeitszeit damit vermiest, Patienten in übel riechenden Mundhöhlen herumzuklempnern; wessen Aufgabe darin besteht, den lieben langen Tag verwesendes Gewebe wegzuschnippeln, wer sich acht und mehr Stunden durch Innereien wühlen muss oder unscharfe Röntgenbilder auszuwerten hat; wer von morgens bis abends mit Warzen, Schuppenflechten, Analfisteln oder Genitalfurunkeln konfrontiert wird, der will seinen Feierabend ohne Blut, Eiter und Wundnässe genießen. Ein Schlachter, selbst ein schlechter, der die gesamte Schicht Tieren die Eingeweide ausschabt, will nach getaner Blutarbeit auch keine Nierchen, Leber oder Herz auf dem Teller.

Ähnlich ergeht es den Bestattern. Auch sie lassen ihre Tätigkeit nach Feierabend mundakustisch ruhen. Ein Bestatter, sei es nun ein Witz oder eine wahre Anekdote, hat mit fatalen Folgen gegen dieses Schweigegelübde verstoßen. Er sollte den toten Lehmann, einen Mann in den besten Jahren, zur ewigen Ruhe betten. Von der Damenwelt wurde der Sportsmann verehrt, denn er war ein äußerst patenter und potenter Kerl, der dank seiner durchtrainierten Lendenmuskeln mit seinem erigierten Glied Zehnkilogewichte stemmen konnte.

Als nun der Bestatter den Leichnam zur Totenwäsche entkleidete, staunte er über dessen wirklich prächtigen Phallus. Ein Metzger würde sagen: „Drei Kilo ohne Knochen!" Dieses einzigartige Organ dem Feuer zu übergeben, brachte der Bestatter nicht übers Herz. Er wollte es der Nachwelt erhalten und amputierte kurzerhand Lehmanns Gemächt. Dann implantierte er eine Spiralfeder, die dank ihrer Zugkraft das schlaffe Teil wieder in Hochform brachte. Fein säuberlich legte er den aufrechten Gesellen in Spiritus ein und nahm sein anatomisches Präparat mit nach Hause.

„Du", sagte er zu seiner Frau, „heute hatte ich einen Kerl auf dem Tisch, der hatte vielleicht ein Riesending." Und dann zeigte er das Glas seiner Gattin, deren Augen immer größer wurden. „Mein Gott! Oh, mein Gott!", stöhnte sie mit einem unsäglichen Kribbeln im Unterbauch. Sie nahm das Glas, hielt es hoch, bestaunte den Inhalt von allen Seiten, ließ sogar das Licht der Küchenlampe durch den Spiritus schimmern. Doch plötzlich verfinsterte sich ihr Gesicht. Entsetzt stellte sie das Glas auf den Küchentisch zurück und erlitt einen bedrohlichen Schwächeanfall.

Ihr Mann stützte sie und fragte besorgt: „Was ist denn in dich gefahren?"

Und unter Tränen stammelte seine Gattin: „Lehmann – und jetzt ist er tot!"

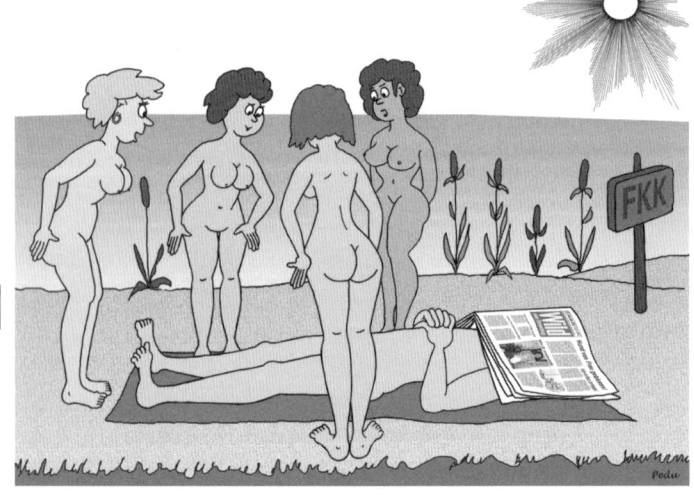

„Nein, aus unserem Fußballverein ist er nicht."
„Nö, das ist doch der Herr Kaplan Lehmann!"

Knatsch beim Tratsch

Der Mensch ist ein geselliges Wesen, welches mit Kommunikation oft sein Unwesen treibt – nämlich dann, wenn aus reden Gerede wird. In diesem Fall spricht man von Sprechdurchfall.

Eines Tages wurde ich Ohrenzeuge einer Unterhaltung, die nicht besonders unterhaltsam war, jedenfalls nicht für mich. Ich saß gerade an meinem Schreibtisch, als plötzlich völlig unerwartet wie jeden Abend um diese Zeit das Telefon läutete. Meine Schwiegermutter war dran, und meine Frau meldete sich mit ihrem obligatorischen: „Na, wie geht's euch?"

Danach herrschte eine Weile absolute Funkstille, was ich sehr gut durch die hellhörige Wohnung hören konnte. Und dann sagte meine Gattin, dass mir fast das Rückenmark gefror: „Nein, Uwe war noch nicht beim Arzt."

Zu dieser Zeit plagte mich eine hartnäckige Neurodermitis, die an zahlreichen Körperstellen aufbrach und fürchterlich juckte.

„...", die Antwort ihrer Mutter bekam ich aus technischen Gründen nicht mit, nur die Worte meiner geschwätzigen Gattin. „Furchtbar", hörte ich sie jammern, „er hat sich total blutig gekratzt. Du müsstest mal seinen Schlafanzug sehen! Damit könnte er im nächsten Tatort die Leiche spielen."

„..."

„Peinlich, ihm ist es nur peinlich ... Nein, zum Arzt will er nicht."

„..."

„Ach, hör auf! Bei ihm ist doch jedes Wort umsonst. Und ich darf dem Herrn alles wieder sauber machen."

Und dann stammelte sie einen Satz, der hätte aus meinem Mund kommen können: „Alles bleibt an mir hängen."

Im Grunde genommen konnte ich froh sein, dass sie derartige Intimitäten übers Telefon austauschen. Das war nicht immer so: Mit Grausen denke ich an jene Zeit zurück, als wir noch kein Telefon hatten, nur einen Antrag auf selbiges. In der DDR, in der ich eine glückliche Kindheit verbringen musste, gab es wenig – das aber für Viele. Mangel war das Einzige, das wir im Überfluss hatten.

Trotz intensivster Bemühungen war es uns nicht gelungen, in den stolzen Besitz eines dieser grauen Plastikapparate mit Wählscheibe zu gelangen. Eigentlich verwunderlich, warum die vergreiste Regierung den Ausbau des Telefonnetzes nicht forciert hatte. Flächendeckend hätte die Staatssicherheit das Volk, welches bald nicht mehr folgte, heimlich ab- und aushorchen können. Dann wäre vermutlich folgender Satz öfters zu hören gewesen: „Kein Anschiss unter dieser Nummer!"

Damals wohnten meine Schwiegereltern quasi vis-à-vis. Deshalb reichte es, wenn wir unser Küchenfenster öffneten und alle Neuigkeiten hinüberbrüllten. Das war äußerst preisgünstig, hatte aber einen riesigen Nachteil. Selbst intimste Mitteilungen, die man nicht einmal seinem Hausarzt anvertraut, breiteten sich in unserem Wohnviertel aus wie ein Flächenbrand in Arizona. Zwar gaben sich Mitbewohner stets unwissend und bedeckt, aber zufällig in dem Moment, wenn meine Frau ihre Hände zur Flüstertüte faltete, klappten auch schon die ersten Fenster in der Nachbarschaft.

„War Uwe endlich beim HNO-Arzt?", brüllte eines Tages meine neugierige Schwiegermutter zu uns herüber. Ich hatte Probleme mit meinen Lauschern, hörte Stimmen, was auf die Stimmung drückte.

„Nein, leider", rief meine Frau zurück.

„Und warum nicht?"

„Er hört einfach nicht."

„Dann wird er ein Hörgerät brauchen."

„Nein, nein", beschwichtigte meine Frau, „so schlimm ist es noch nicht. Aber sag mal, hat Papi nicht auch Schwierigkeiten mit den Ohren?"

„Ja, er klagt über einen leichten Tinnitus. Guten Tag, Frau Neumann!"

Frau Neumann aus der Parterrewohnung grüßte nach oben und ließ sich beim Anschließen ihres Fahrrades verdächtig viel Zeit.

„Tag, Frau Neumann!" grüßte nun auch meine Frau, wandte sich aber gleich wieder dem Gespräch mit ihrer Mutter zu. „Was ist das eigentlich, Tinnitus?"

„Da hört man Geräusche wie Pfeifen, Zirpen, Klingeln oder Rasseln – obwohl nichts zu hören ist."

„Und was kann man dagegen tun?"

„Wenig. Er nimmt, wenn es ganz schlimm ist, Tabletten."

„Wissen Sie, wie die heißen?", rief Frau Neumann, die noch immer mit dem Fahrradschloss hantierte, nach oben.

„Moment, Frau Neumann, ich schau mal nach!", antwortete meine Schwiegermutter und verließ ihren Fensterplatz.

„Wissen Sie", erklärte die Nachbarin meiner Frau, „mein Mann klagt seit einiger Zeit auch über Stimmen und Geräusche. Aber zum Arzt will er nicht."

„Männer!", stöhnte meine Gattin despektierlich. „Sind doch alle gleich."

Inzwischen hatte es sich meine Schwiegermutter wieder auf ihrem Kissen bequem gemacht: „Trental. Die Tabletten heißen Trental."

Frau Neumann bedankte sich und verschwand im Haus.

„Wie ist Papis Untersuchung beim Internisten gelaufen?", setzte meine holde Gattin den Dialog mit lauter Stimme fort.

„Sieht nicht gut aus", donnerte ihre Mutter zurück.

„Was hat er denn?"

„Kann ich so nicht sagen. Hallo, Frau Franke."

Unsere Untermieterin hatte es sich ebenfalls am Fenster bequem gemacht. Meine Frau beugte sich nach vorn und grüßte nach unten.

„Dann gibt doch mal ein Stichwort!"

„Polypen."

„Was!", seufzte meine Frau. „Er hat Probleme mit der Polizei?"

„Polypen sind Wucherungen im Dickdarm", erklärte Frau Franke, „kann Krebs draus werden wie bei meinem Hermann. Gott hab ihn selig!"

„Das ist ja furchtbar", stöhnte die Tochter meiner Schwiegermutter.

„Na ja, so schlimm ist es nun auch wieder nicht. Der Arzt sagt, sie wären noch sehr klein. In einem Jahr soll er zur Nachkontrolle kommen. Was machen eigentlich Uwes Füße?"

„Könnte er wieder mal waschen."

„Nein, ich meinte die Sache mit den Dornenwarzen?"

„Schlimm, ganz schlimm", gab meine Frau bereitwillig Auskunft. „Er hat mächtige Schmerzen beim Laufen."

„Hatte mein seliger Hermann auch. Ziemlich hartnäckige Angelegenheit"

„Dabei ist er wahrlich genug gestraft mit seinen Schweißfüßen."

„Kenn ich, kenn ich", gab Frau Neumann, die sich inzwischen wieder an ihrem Fahrrad zu schaffen machte, ihren Senf dazu, „mein Mann muss zweimal täglich die Socken wechseln."

„Ich wäre ja schon froh, wenn er sie zweimal die Woche waschen würde."

„Was ist eigentlich bei der Darmspiegelung herausgekommen?", rief nun wieder meine Schwiegermutter.

„Der Doktor sagte, er hätte einen reizenden Darm."

„Der Arzt meint wohl eher einen Reizdarm", korrigierte Frau Franke.

„Kann sein", gab meine Gattin zu. „Aber das ist noch nicht alles." Sie schob eine künstliche Pause ein und steigerte die Spannung ins Unermessliche.

„Spann uns nicht auf die Folter!", drängte meine Schwiegermutter.

„Mein Mann hat ...", unterbrach sich meine Frau erneut.

„Ja, was denn nun?", wurde Frau Neumann ungeduldig.

„Würde mich auch brennend interessieren", bekundete Frau Franke ihr Interesse an meinem Krankheitsbild.

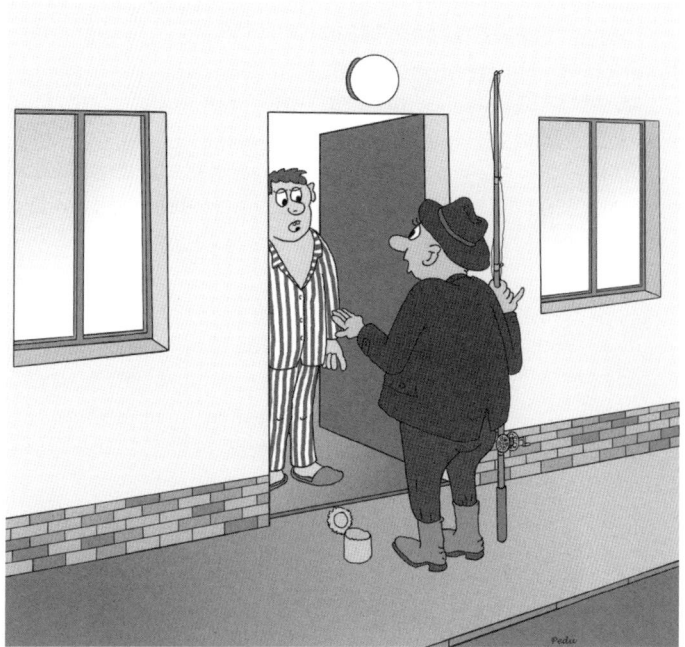

„Frau Doktor Hupffeld vermutet Hakenwürmer!"
„Was dachtest du, weshalb ich dich zum Angeln einlade?"

„Ancylostoma duodenale", verkündete meine Frau.

„Mein Gott, der Ärmste", schluchzte Frau Franke.

„Ist das ansteckend?", wollte Frau Neumann wissen.

„Was heißt das denn auf Deutsch?", fragte meine Schwiegermutter.

„Hakenwurm!", platzte ich, so laut ich konnte, dazwischen. Bereits in der Hofeinfahrt hatte ich das Gespräch der letzte zwei Minuten verfolgen können, ohne von den Frauen gesehen zu werden. „Hakenwurm", wiederholte ich noch einmal. „Ich habe einen prächtigen Hakenwurm."

Festen Schrittes ging ich auf die verängstigte Frau Neumann zu. „Hallo, Frau Neumann!", grüßte ich und streckte ihr beide Hände entgegen. Nur zögerlich reichte sie mir ihre Hand. „Im Übrigen ist der Wurm im höchsten Grade ansteckend. Schmierinfektion!"

„Was!", kreischte Frau Neumann hysterisch auf.

„Keine Sorge, keine Sorge!", beruhigte ich sie. „Die Überlebenschancen stehen bei zehn Prozent."

Wie der aufmerksame Leser richtig vermuten wird: Das mit dem einen Hakenwurm war gelogen. Die Würmer sind nämlich Herdentiere.

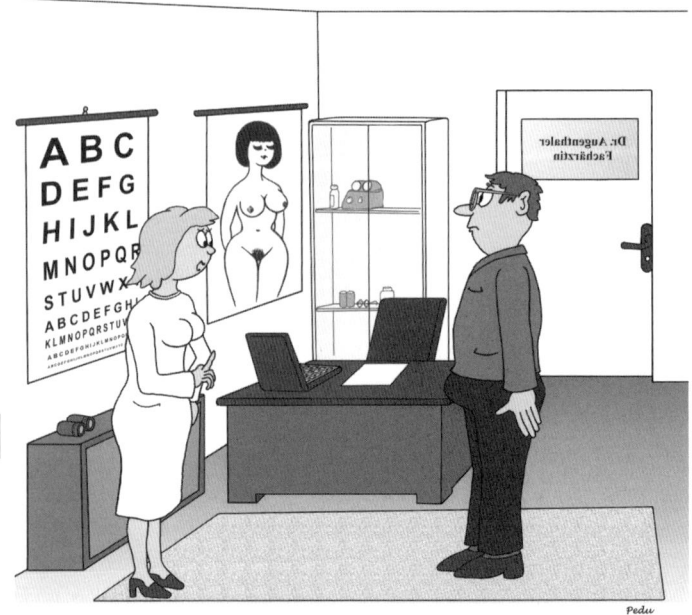

„Das macht nicht das Viagra, Herr Levin,
das ist die neue Brille!"

Vom Pikkolo zum Gigolo

Großmutter schlürfte jeden Morgen, noch bevor sie ihre AOK-Prothese an die Gaumenplatte gezutscht hatte, genüsslich ein halbes Glas Sekt; als medizinische Anwendung, um ihr Herz zu stärken, wie sie ausdrücklich beteuerte. Trotzdem war ihr der Eintritt in den Club der rüstigen Achtziger nicht mehr vergönnt. Das lag wohl, wie ich vermute, an der zu geringen Dosierung. Deshalb leere ich nach dem Morgenkaffee eine ganze Sektflasche, wenn auch nur einen Pikkolo.

Über Jahre hinweg habe ich diese prickelnde Überlebenstherapie konsequent durchgehalten, immer im Vertrauen, meiner Pumpe etwas Gutes zu tun. Die Ernüchterung folgte bei einer Routineuntersuchung. Zunächst sprach der Doktor von Unregelmäßigkeiten. Gut, diese Praxis war mir von Honorarzahlungen her vertraut. Das Langzeit-EKG brachte dann endlich Gewissheit.

Mein Diabetologe Dr. Schönfelder, ein alter, aber sehr erfahrener Internist, sah mich mit ernster Miene an, ehe er mit sonorer Stimme flüsterte: „Herzrhythmusstörungen! – Sie haben Herzrhythmusstörungen."

„Und was kann man dagegen tun?", zitterte meine Stimme, da ich mich bereits in den kalten Fängen des Todes wähnte.

„Erst einmal gar nichts. Rauchen Sie?"

„Danke, aber ich habe meine eigenen Zigaretten."

„Klasse, wenn Sie so freundlich wären!"

Graziös zog er eine Zigarette aus dem hingestreckten Päckchen und sagte: „Es geht doch nichts über eine gute Zigarette."

„Sie sagen es", stimmte ich ihm zu und wollte mir auch eine anstecken.

„Sind Sie von allen guten Geistern verlassen!", blies er mir grollend seinen Qualm ins Gesicht. „Sie können doch hier nicht rauchen. Das ist eine Arztpraxis. Außerdem sollten Sie bei Ihren Vorerkrankungen lieber ganz darauf verzichten!"

Und dann berichtete er, während er genüsslich den Tabakqualm inhalierte, dass die Untersuchung noch etwas zu Tage gefördert hätte. Leider konnte ich mir den genauen Wortlaut nicht merken, aber wenn ich mich recht entsinne, sprach er von Vorhofflunkern.

Diese Diagnose traf mich besonders hart. Das Wort „Vorhof" ist für mich sehr negativ besetzt. Er ähnelt Begriffen wie Vorsteuer, vorbestraft, Vorhaut oder Mecklenburg-Vorpommern. Zudem bin ich, meine Leser wissen das, hypochondrisch veranlagt. Nicht grundlos, ich horche einfach intensiver in meinen Körper. Und ich verlasse mich nicht mehr auf ein Gesundheitssystem, das in dem durchschnittlichen Kassenpatienten nur noch einen Kostenfaktor sieht.

Neuerdings kommt erschwerend hinzu, dass man die Ärzte kaum noch versteht. Früher hat man zwar verstanden, was sie sagten, aber nicht gewusst, was sie meinten. Sie sprachen in einer toten Sprache. Jetzt sind sie selber tot oder im Ruhestand. Und da die Absolventen medizinischer Fakultäten lieber nach besser bezahlten Jobs in der freien Wirtschaft, in der Forschung oder im wissenschaftlichen Journalismus streben oder gleich ins Exil verschwinden, werden die Lücken notdürftig mit ausländischen Fachkräften geflickt.

Im Ärztehaus unserer Großen Kreisstadt praktiziert zum Beispiel der Urologe Dr. Alloussi Schahnaz. Er kommt aus Syrien. Die Augenärztin Frau Dr. Dzwinka Tschajkiwska arbeitete bis vor kurzem in einem ukrainischen Klinikum in Krivoj Rog. Deutsch erlernt sie zurzeit in der Volkshochschule und behandelt die Patienten derweil in ihrer Landessprache. Ihr „Gudden Tach!", kommt fast schon akzentfrei, hilft aber bei der Behandlung nicht wirklich weiter.

Wenn der ungarische Orthopäde Dr. Ákos Boldizsár in seiner konsonantenreichen Sprache gurgelt, hat man den Eindruck, er spräche mit einem Glas Wasser im Mund – nur ohne Glas. Der Chirurg ist Mongole, die Hautärztin eine bildhübsche Tschechin und der Zahnarzt eingewandert aus Albanien, wo das Zähneziehen noch der Friseur erledigt. Glücklich bin ich über den neuen Allgemeinmediziner

Dr. Xaver Brandlmayr, auch wenn man bei ihm nur Bahnhof versteht. Er ist nämlich gebürtiger Oberbayer.

Seit einigen Jahren lebe ich streng nach dem Motto: Ehe ich mich unzureichend behandeln lasse, verarzte ich mich lieber selbst. Deshalb habe ich mir zur zuverlässigen Eigendiagnostik eine umfassende Bibliothek medizinischer Fachbücher zugelegt. Dazu gehören Bücher wie „Orthopädie wie noch nie", Untertitel „Gips ihm!", oder „Chirurgie für Anfänger", Untertitel „Ein Schnitt − viele Schnitzer", oder „Zahnarzt kann jeder", Untertitel „In der Zange", oder „Augenheilkunde für Unkundige", Untertitel „Hau mir in die Augen, Kleines!", oder „Der schlüpfrige Gynäkologe", Untertitel „Horch was kommt von draußen rein!" Zudem habe ich mir über einen Praxisausstatter ein Stethoskop besorgt. Ehe ich mich von fremdsprachigen Medizinern ab- und aushorchen lasse, gucke ich doch erst mal selbst nach.

Das hat natürlich auch Nachteile, denn im Wohngebiet hat sich mein Steckenpferd schnell herumgesprochen. Sobald ich mich auf der Straße zeige, kippen reihenweise grundversicherte Nachbarsfrauen in Ohnmacht. Noch im Fallen stöhnen sie den Wunsch, zur Intensivtherapie in ihr Schlafzimmer gebracht zu werden. Dort erwarten sie eine zärtliche Herzdruckmassage und verlangen gleich noch eine leidenschaftliche Atemspende.

Der pure Zufall, vielmehr eine Fernsehsendung, trieb mir weitere Patientinnen in die Arme. Meine Nerven lagen zu diesem Zeitpunkt ziemlich am Boden. Auch meine Finanzen. Mein letztes Buch lief schlechter als befürchtet. Erwartete Honorarzahlungen waren ausgeblieben. Ich schlenderte gelangweilt durch Leipzigs Innenstadt, in der, wie in vielen deutschen Großstädten, Bettler an Wärmeschleusen von Konsumtempeln herumlungern und vorbeieilende Passanten um ein paar Euro anschnorren. Vor der Unterführung zum Hauptbahnhof lümmelten ein paar dieser finsteren Kreaturen. Unter ihnen ein schäbig gekleideter Rollstuhlfahrer, dem die unteren Extremitäten fehlten.

„Hast'e mal ' nen Euro", hörte ich ihn zu einem adrett gekleideten Herren vom Typ Fondmanager sagen.

„Tut mir leid", bedauerte der Angesprochene, „ich habe nur Kreditkarten."

Der Versehrte schmunzelte. „Kein Problem!", erwiderte er und zog ein Kartenlesegerät unter seinem Mantel hervor.

Auch mich bettelte er in seiner monotonen Stimme an. „Hast'e mal 'nen Euro!"

„Klar", erwiderte ich, „den bekommst du aber nicht."

„Bitte", flehte er, „hab' Erbarmen! Wovon soll ich leben?"

„Steh auf und geh arbeiten!", entgegnete ich ohne Mitgefühl. Darauf hin begann er, mich wüst zu beschimpfen. Da knallten mir plötzlich die Sicherungen durch.

Blöderweise hatte ich nicht bemerkt, dass ganz in der Nähe ein RTL-Kamerateam genau zu diesem Thema eine Dokumentation drehte. Der Aufnahmeleiter hatte sehr schnell die für ihn authentische Situation erfasst und den Kameramann aufgefordert, voll auf mich drauf zu halten.

Schützend hielt der Rollstuhlfahrer beide Hände vors Gesicht. Kurz bevor ihn die volle Wucht meines Schlages treffen sollte, bremste ich meine Faust ab und streifte mit der flachen Hand nur noch seinen Schopf, als wäre ich sein Schöpfer. Als Jugendlicher hatte ich mir bei einer Schlägerei die Knöchel gebrochen. Das war sehr schmerzhaft. Auf eine Wiederholung hatte ich keine Lust. Jedoch später, im Sendebeitrag, erweckte es den Eindruck, ich würde einem Messias gleich meine heilende und heilige Hand auf die geschundene Kreatur legen.

Dann griff ich die beiden Handstützen des Rollstuhles und schob ihn mit Schwung zu den abgehenden Stufen.

„So mein Freund", johlte ich, „jetzt mache ich dir aber mal ordentlich Beine!" Und dann stieß ich ihn die Treppe runter. Einige weibliche Passanten kreischten wirkungsvoll auf.

Doch plötzlich geschah ein unfassbares Wunder. Der Rollstuhlfahrer sprang aus seinem fahrbaren Untersatz, mit echten Beinen unten dran, und rannte wie ein Wiesel davon. Der Beitrag wurde vor der Ausstrahlung noch leicht bearbeitet. Und in dieser Version erschien es, als wäre er geheilt worden nur durch meine Hand. Seitdem gibt mein Telefon keine Ruhe mehr.

Inzwischen verfüge ich auch über eine umfangreiche medizinische Ausstattung, da würde jedem rumänischen Provinzkrankenhaus vor Neid der Putz aus dem Gesicht bröckeln. Neben Blutdruckmessgerät, einem mobilen EKG, einem Defibrillator und den wichtigsten Instrumenten für den chirurgischen, orthopädischen und gynäkologischen Hausgebrauch habe ich auch fast alle dentistischen Instrumente und eine Geburtszange. Man kann ja nie wissen, manchmal muss es ja schnell gehen. Bei mir wird ambulante Nachbarschaftshilfe noch groß geschrieben.

Ich arbeite konsequent kunden- beziehungsweise patientenorientiert, bin stets bestrebt, meine medizinische Angebotspalette zu erweitern. Letzte Woche rief mich eine junge und durchaus attraktive Frau zu sich, die über einen fürchterlichen Juckreiz im Unterleib klagte. Ihr Mann wäre ständig auf Montage und nur selten daheim, erklärte sie. Seit Jahren blieb deshalb ihr Kinderwunsch unerfüllt, aber auch bedingt durch einen schweren Arbeitsunfall ihres Mannes. Beim Rohre verschweißen war er unglücklich gestolpert, mit dem Schweißbrenner in der Hand, und dabei versengte er sich sein … Einzelheiten möchte ich Ihnen lieber ersparen. Nur soviel, er zog sprichwörtlich den Kürzeren.

Zunächst habe ich die hübsche Frau abgehorcht, was bei ihrer Körbchengröße in Schwerstarbeit ausartete, denn die Stelle vom dritten bis zum sechsten Rippenbogen musste aufwändig freilegt werden. Ich hatte sozusagen alle Hände voll zu tun. Und plötzlich hauchte sie verführerisch: „Möchten Sie ein Gläschen Sekt?"

91

„Ja, sehr gern", antwortete ich, da ich um die gesundheitliche Wirkung wusste.

Und dann sagte die charmante Dame spitz- und doppelzüngig: „Sekt macht müde Männer spritzig."

„Na, Sie sind mir ja vielleicht eine", würgte ich den trockenen Klos herunter. Sie presste ihre Schenkel in meine Hüfte und flüsterte: „Bieten Sie auch künstliche Befruchtung an?"

„Natürlich."

„Schön, eine natürliche ist mir auch lieber", ächzte sie verzückt und stöhnte lustvoll: „Na, dann wollen wir doch schon mal die Kanüle freilegen." Und eifrig machte sie sich an meiner Arbeitshose zu schaffen.

Ich hatte diesem prallen Lustkäfer nichts entgegenzusetzen. Das war meinem geschwächten Immunsystem geschuldet. Als chronisch Kranker war es mit meinen Abwehrkräften nicht zum Besten bestellt. Deshalb sagte ich zu der gut gebauten Blondine, die der ehemaligen Tagesschaulady Susan Stahnke ähnelte: „Ich würde lieber erst mal ihren Darm spiegeln."

Sie lächelte und hauchte bereits hochgradig erregt: „Ach, Sie sind wohl auch ein Analyst?"

Ich zappelte wie im Netz einer hochgiftigen Spinne, bekam kaum noch Luft, da sie mich mit ihren fleischigen Lippen fast erstickte. Sie zog mich ins Bad und dort aus. Und dann ging es mit Wonne in die Wanne.

Was sollte ich tun? Die Patientin ist Königin! Diese zusätzliche Serviceleistung ging in unserer Stadt rum wie ein Lauffeuer. Ich hatte mich inzwischen, schon wegen der immensen Nachfrage, auf Frauenheilkunde – vielmehr auf vorbereitende Geburtshilfe eingeschossen, denn keine Geburt ohne Schwangerschaft.

Und nie hätte ich gedacht, dass mich meine Erwerbsbiografie auf diese geheimen Abwege führen würde. Als Kind war mein größter Berufswunsch: Uhrmacher. Ich träumte davon, Kuckucksuhren herzustellen.

Und was stellte ich stattdessen her?

Kuckuckskinder!

U.S. Levin (d. i. Pseudonym)

*1960, schrieb seit 1991 zahlreiche satirische Texte für die LVZ, publizierte vorwiegend in Tageszeitungen wie der Sächsischen Zeitung, dem Nordkurier, der Freien Presse, der Magdeburger Volksstimme, der Ostthüringer Zeitung und der Satirezeitschrift EULENSPIEGEL.

Buchveröffentlichungen: Sketche für jung und alt, 1995, Das Auto im Manne, 1997, Paradies für Kunstverbrecher, 2000, Schuld war der Computer, 2000, Ich bin nüchtern, aber in Behandlung, 2003, Bis dass der Arzt uns schneidet, 2005, Kein Hunger im Knast, 2007, Eiterherd ist Goldes wert, 2008, Doppelt hält schlechter, 2010

Der Autor lebt in Markkleeberg.

www.uslevin.de

Peter Dunsch (PeDu)

*1947 in Leuna, aufgewachsen in Zeitz, BMSR-Mechaniker, Ingenieur für Brandschutz, Diplom-Lehrer, lange Jahre im Landeskriminalamt Sachsen-Anhalt mit Fragen der Kinder- und Jugendkriminalität betraut, im Ruhestand;

seit 1995 Schöpfer der LKA-Malheftserie „Das bärenstarke Ausmalheft" (Auflage inzwischen über eine Million Exemplare);

zahlreiche Buchveröffentlichungen: zuletzt: Jörg Vogel, Nun bleiben'se mal ganz geschmeidig. Ihr Hausarzt als Beruhigungspille, 2010 und U.S. Levin, Doppelt hält schlechter, 2010

Der Grafiker lebt in Magdeburg.

www.peter-dunsch.de

Inhalt

U.S. Levin im dr. ziethen verlag

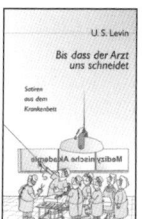

Bis dass der Arzt uns schneidet

Satiren aus dem Krankenbett
ISBN 978-3-938380-17-8, 9,90 Euro
»Die Entfernung der Gallenblase ist für den geübten Heimwerker keine besondere Herausforderung und mit einem halbwegs intakten Teppichmesser und Großmutters Nähbesteck durchaus selbst zu bewerkstelligen.« Levin weiß, dass uns die Gesundheitsreform in den Fängen hat, und er gibt zahlreiche Tipps, wie man sie als Herausforderung annehmen kann.

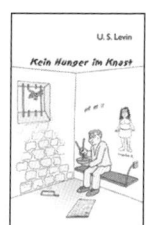

Kein Hunger im Knast

ISBN 978-3-938380-59-8, 9,90 Euro
U.S. Levin gehört zweifellos zu den begabtesten Alltagssatirikern mit einem »präzisen Blick für komische und aberwitzige Situationen« *Freie Presse Chemnitz*. Hier zeigt er das auch in der kleinen Form: Satirische Gedichte, Aphorismen, Limericks ...
Die Karikaturen von Pedu beweisen wieder einmal, wie doppelbödig das Leben ist.

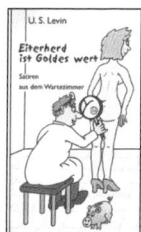

Eiterherd ist Goldes wert

Satiren aus dem Wartezimmer
ISBN 978-3-938380-63-5, 9,90 Euro
»Unser Gesundheitswesen ist inzwischen so krank, dass es selbst Entwicklungsländern als Abschreckung dient. Früher war alles besser! Das sagen nicht nur die, die früher alles besser fanden. Hatte der erste Leistungskatalog noch das Gewicht einer Altarbibel, passen die heutigen kassenärzt lichen Leistungen bequem auf einen Bierdeckel, neben die Steuererklärung.«

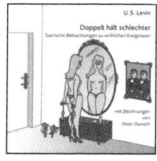

Doppel hält schlechter

Satirische Betrachtungen zu wirklichen Ereignissen
ISBN 978-3-932090-51-6, 14,90 Euro
Es sind im wahrsten Sinne Geschichten, die das Leben schrieb: Zeitungsmeldungen über Ereignisse weltweit, die das Interesse U.S. Levins erregten und ihn zu satirischen Betrachtungen bewegten, wie nur er sie anstellen kann: Ein Mann, dem Bier das Leben rettete, unfähige Einbrecher, Betrüger und Polizisten, die Bankenkrise, Wahrsagerinnen, die keinen Blick für ihr eigenes Schicksal haben, ein Prozess um ein ersteigertes Bein, ein Hund als Millionenerbe und ...

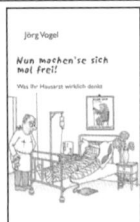

Jörg Vogel – **Nun machen'se sich mal frei!**
Was Ihr Hausarzt wirklich denkt
mit Zeichnungen von Peter Dunsch
ISBN 978-3-938380-99-4, 9,90 Euro
NUN MACHEN'SE SICH MAL FREI! ... dies ist ein
gefürchteter Satz bei vielen Menschen, die, aus welchen Gründen auch immer, einen Arzt aufsuchen müssen. Einerseits und vor allem beim weiblichen
Geschlecht, denn welche Frau zeigt einem wildfremden Mann schon
gern und sofort ihren befreiten Oberkörper. Mag er einen weißen Kittel anhaben oder nicht. Es könnte ja auch ein Maler sein, der da sitzt,
und dessen eigentliche Aufgabe es ist, die Praxis zu renovieren.

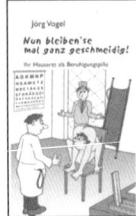

Jörg Vogel – **Nun bleiben'se mal ganz geschmeidig!**
Ihr Hausarzt als Beruhigungspille
mit Zeichnungen von Peter Dunsch
ISBN 978-3-86289-015-6, 9,90 Euro

Warum gehen die Deutschen im Schnitt pro Jahr nur
achtzehn Mal zum Arzt? / Gibt es bald ein „Volkskrankheiten-Stadl"? / Was sind die geheimen Nebenwirkungen von Pferdesalbe?
Wieder beantwortet Dr. Vogel brennende medizinische Fragen.
Tagtäglich berichten die Medien, was alles die Gesundheit schädigt.
Das macht die Leute unruhig, führt zu „Rücken", Sodbrennen und Zähneknirschen. Bei manchen sogar zu Lottofieber.
Dann sorgt der Hausarzt für Entspannung.
Mit diesem Buch macht er Sie regelrecht geschmeidig. Denn Lachen ist
die beste Medizin! Mit oder ohne Zähnen.

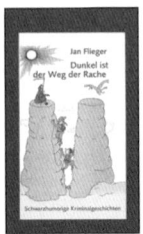

Jan Flieger – **Dunkel ist der Weg der Rache**
Schwarzhumorige Kriminalgeschichten
mit Zeichnungen von Peter Dunsch
ISBN 978-3-935358-47-7, 9,90 Euro
Überraschende Lösungen zeichnen Fliegers Geschichten aus. Bei seinen Erzählungen könnte man das Motto
vermuten: »Wer zu früh handelt, den bestraft das
Leben.« Er versammelt eine faszinierende Mischung von
Tätern: Mörder, die zu spät merken, dass sie den Falschen gemordet
haben, denen ein todsicheres Alibi zum Verhängnis wird, die von ihrer
eigenen Hinterlist ereilt werden. Sein Schreibstil ist rational, klar und
dennoch prickelnd. Die Spannung bleibt bis zum Schluss. »Flieger
gehört zu den Autoren, die gekonnt unterscheiden können zwischen
Dramatisierung bis manchmal hin zum Peinlichen oder eben einer klaren, aber trotzdem überraschenden Lösung.« *Freie Presse Chemnitz*